DE LA

MALADIE DE MÉNIÈRE

PAR

Le Dr. Édouard VOURY,

Ancien interne en médecine et en chirurgie des hôpitaux de Paris.

PARIS
ADRIEN DELAHAYE, LIBRAIRE-ÉDITEUR
Place de l'Ecole-de-Médecine.

1874

DE LA

MALADIE DE MÉNIÈRE

A. PARENT, IMPRIMEUR DE LA FACULTÉ DE MÉDECINE,
Rue Monsieur-le-Prince, 29-31

DE LA

MALADIE DE MÉNIÈRE

PAR

Le Dr Édouard VOURY,

Ancien interne en médecine et en chirurgie des hôpitaux de Paris.

PARIS

ADRIEN DELAHAYE, LIBRAIRE-ÉDITEUR

Place de l'Ecole-de-Médecine.

1874

DE LA MALADIE DE MÉNIÈRE

INTRODUCTION.

En 1861, P. Ménière, médecin de l'Institution des Sourds-Muets de Paris, appela l'attention sur une forme de *surdité grave apparaissant avec les symptômes de la congestion cérébrale apoplectiforme*. Il avait eu l'occasion d'observer plusieurs cas de cette nature, et, dans une note lue à l'Académie de médecine (1), il formula les conclusions suivantes :

1° Un appareil auditif jusque-là parfaitement sain peut devenir tout à coup le siége de troubles fonctionnels, tels que bourdonnements, continus ou intermittents, s'accompagnant bientôt d'une diminution plus ou moins grande de l'audition.

2 Ces troubles fonctionnels, ayant leur siége dans l'oreille interne, peuvent donner lieu à des accidents réputés cérébraux, tels que vertiges, étourdissements, marche incertaine, tournoiement et chute, de plus ils sont accompagnés de nausées, de vomissements et d'un état syncopal.

3° Ces accidents, qui ont la forme intermittente, ne tardent pas à être suivis d'une surdité de plus en plus grave, et souvent l'ouïe est subitement et complétement abolie.

(1) *Bulletin de l'Académie de médecine*, t. XXVI, p. 241.

4° Tout porte à croire que la lésion matérielle qui est cause de ces troubles fonctionnels réside dans les canaux semi-circulaires.

L'éminent auriste, en localisant l'affection dans l'oreille interne à l'exclusion de toute lésion cérébrale, s'autorisait des résultats obtenus par Flourens dans ses expériences célèbres sur l'appareil auditif (1), et des lésions trouvées à l'autopsie d'une jeune fille morte cinq jours après le début de semblables accidents. Flourens avait toujours obtenu, par la section des canaux semi-circulaires chez les pigeons, outre des troubles auditifs, une perversion de l'équilibre liée à du vertige; Ménière, chez son sujet, avait constaté une lésion des canaux semi-circulaires et l'intégrité absolue du cerveau, du cervelet et du cordon rachidien.

Ces faits eurent un certain retentissement; des observations de ce genre furent publiées soit en France, soit à l'étranger; des autopsies même purent être faites.

Le champ s'agrandit. Dans tous les cas relatés par Ménière, il n'y avait jamais eu la moindre altération du conduit auditif externe, de la caisse ni de la trompe; le même ensemble symptômatique ne tarda pas à être signalé dans le cours d'inflammation de l'oreille moyenne, et bientôt on put en observer le développement à la suite de chutes ou de chocs violents sur la tête.

En présence de ces faits, il n'est pas sans intérêt de chercher à tracer le tableau de cette singulière affection, tout en montrant que la production de phénomènes identiques, observés dans des conditions différentes, n'en doit pas moins être rapportée, comme l'a établi Ménière,

(1) Recherches expérimentales sur les propriétés et les fonctions du système nerveux. — Paris, 1842, p. 438.

à une lésion labyrinthique. Et quoique le nom de *maladie de Ménière* ne doive s'appliquer rigoureusement qu'à une affection primitive, nous voyons avantage à l'étendre à des faits, où la lésion, développée par propagation ou par traumatisme, donne des symptômes absolument semblables. La maladie de Ménière, en correspondant toujours à une lésion, se trouve ainsi différenciée des phénomènes passagers de même nature (vertiges, bourdonnements, etc.), qu'on observe dans le cours d'affections de l'oreille externe et moyenne ou de manœuvres sur l'appareil auditif, mais qui se dissipent rapidement après la disparition de la cause, sans laisser après eux l'indice de la lésion : la surdité irrémédiable. Nous aurons, du reste, l'occasion de revenir sur ce point.

M. le professeur Charcot a bien voulu mettre à notre disposition plusieurs observations recueillies dans sa savante pratique, et nous faire sur le sujet d'intéréssantes communications. Nous lui en témoignons toute notre reconnaissance.

Nous ne saurions non plus trop remercier notre excellent ami et collègue Th. Exchaquet de l'empressement qu'il a mis à nous traduire les divers mémoires étrangers parus sur la question.

DÉFINITION.

Le nom de *maladie de Ménière* est aujourd'hui consacré pour désigner une affection de l'oreille interne, caractérisée par de la *surdité*, des *bourdonnements* et des attaques de *vertige* ordinairement accompagnées de troubles graves de l'équilibre, d'état syncopal, de nausées et de vomissements.

HISTORIQUE.

Personne ne contestera à Ménière, aidé, il est vrai, des expériences de Flourens, le mérite d'avoir le premier établi, au point de vue clinique, que ces accidents nerveux sont sous la dépendance d'une lésion de l'oreille interne, et d'avoir, le premier, insisté sur la surdité grave qui en est le corollaire. En effet, s'il n'est pas impossible de trouver consignés avant lui quelques faits absolument analogues à ceux qu'il a décrits, il devient vite évident que la nature en a toujours été méconnue.

Ainsi Itard, dans un *Mémoire sur quelques fonctions involontaires des appareils de la locomotion* (1), paru en 1825, c'est-à-dire à l'époque où les expériences de Flourens sur les canaux semi-circulaires n'étaient pas encore publiées, a bien consigné l'observation d'un cas que nous considérons aujourd'hui comme une maladie de Ménière, mais, en présence de ces accidents, « il avait regardé cette surdité comme symptômatique et dépendante d'une affection du cerveau. » Toutefois, cette observation mérite d'être mentionnée, parce qu'il y est question d'un

(1) Archives générales de médecine, t. VIII, juillet 1825, p. 388.

phénomène remarquable, *un mouvement involontaire en avant.*

Il s'agit d'un homme de lettres, âgé de cinquante ans, « qui le consulta, en 1814, pour une *surdité* de l'une et l'autre oreille, dont il était atteint depuis trois ou quatre ans. La lésion des fonctions auditives s'accompagnait de *bourdonnements* continuels, parfois de *vertiges*, de céphalalgie, de pesanteur de tête. » Cet homme avait été pris subitement en voyage d'une *propulsion en avant* telle que « ses jambes s'accéléraient malgré sa volonté, et que ce mouvement rapide, qui l'entraînait droit devant lui, l'écartait de la direction du chemin qui faisait un détour en cet endroit. Poussé par une force supérieure, il ne pouvait ni s'arrêter, ni se détourner, ni se jeter par terre, ainsi qu'il en avait l'idée. L'accès avait duré deux minutes et s'était terminé sans autre circonstance notable qu'un grand mouvement de faiblesse, une sueur générale et une excrétion abondante d'urine. Quelques heures après, M. n'en éprouvait plus le moindre ressentiment. » Deux nouveaux accès se renouvelèrent à un intervalle de quelques semaines. Puis Itard le perdit de vue, et plusieurs années après il apprit qu'à l'exception de ses *attaques de nerfs*, quoique déjà fort avancé en âge, ce malade était bien portant, conservant toutes ses forces et toute l'intégrité de ses fonctions mentales.

Saissy (1), en 1827, aurait, d'après Triquet (2), le premier fait mention des symptômes qui accompagnent l'otite labyrinthique, et publié deux nécropsies, où il aurait été trouvé un épanchement de matière plastique

(1) Saissy, *Essai sur les maladies de l'oreille.* Lyon, 1827.
(2) Leçons cliniques sur les maladies de l'oreille. 1863, p. 113.

rougeâtre, et de plus un épaississement de la membrane tapissant les canaux semi-circulaires.

Cependant, dit Trousseau (1), nous ne saurions accepter cette revendication, car dans les deux observations consignées dans l'ouvrage de Saissy, observations empruntées au docteur Viricel, il est bien parlé de douleurs violentes, dépendant de la caisse du tympan, ainsi que le démontre l'examen nécroscopique, mais ni dans ces observations, ni dans les réflexions dont Saissy les fait suivre, il n'est fait mention de vertiges.

Triquet prétend également avoir signalé dès 1849 cette affection, en décrivant des lésions de l'oreille interne analogues à celles trouvées par Ménière. Quoi qu'il en soit, dans un mémoire (2) auquel il renvoie, on trouve mentionnées, il est vrai, des altérations consistant en stries vasculaires nombreuses et serrées sur la membrane qui tapisse les canaux semi-circulaires, mais chez cette femme morte de péritonite, il n'est question, comme symptôme se rapportant aux oreilles, que d'une surdité grave. Peut-être eût-il signalé des accidents nerveux, si l'attention eût été éveillée sur ce sujet.

Burggræve (3), en 1841, se rapproche davantage de la question, en donnant la relation d'accidents survenus brusquement sur lui-même dans le cours d'une otite purulente. On y trouve supérieurement décrits les vertiges, le balancement de la tête, la marche incertaine, les nausées, les vomissements, les bourdonnements. Mais l'interprétation qu'il donnait de ces phénomènes était encore fausse. Il trouvait bien un accord parfait

(1) Trousseau, *Clinique médicale*, t. III, p. 11, 3e édition.
(2) *Gazette des Hôpitaux*, 1852.
(3) *Annales et Bulletin de la Société de médecine de Gand*, 1841, et *Gazette médicale de Paris*, 1842.

entre ces troubles et ceux qu'avait pu produire Flourens chez les pigeons par la section des canaux semi-circulaires, mais comme il pensait que c'était à la lésion du cervelet, qui chez ces animaux est si rapproché de l'oreille interne, qu'il fallait attribuer les résultats obtenus, il concluait que la cause de tous ces troubles avait été chez lui une métastase de l'affection de l'oreille sur le cervelet.

C'est donc, à n'en pas douter, Ménière qui, le premier, en 1861, montra la relation existant entre une lésion du labyrinthe et des troubles cérébraux que tout le monde rapportait avant lui soit à des congestions apoplectiformes, soit à de l'épilepsie, soit à des vertiges stomacaux, soit au début de maladies graves de l'encéphale.

Il produisit, à l'appui de sa thèse, douze observations qui parurent successivement dans la *Gazette médicale de Paris*, 1861, et où il était nettement démontré que ces accidents cérébraux n'avaient pas la marche habituelle des affections encéphaliques, mais se dissipaient le plus souvent pour laisser subsister à leur place une surdité presque toujours incurable.

Hillairet, la même année, dans un travail intitulé : *Lésions de l'oreille interne. — Action réflexe sur le cervelet et les pédoncules*, vint soutenir la même cause (1), en communiquant à la Société de biologie un fait très-consciencieusement observé. Il rapporte l'histoire d'un homme qui, affecté depuis quelque temps d'un écoulement de l'oreille droite, avait été pris subitement pe tous les phénomènes nerveux décrits par Ménière. Ces symptômes, qui semblaient liés à la suppression de

(1) Comptes rendus et mémoires de la Société de biologie, 3e série, t. III, année 1861.

l'écoulement du pus par des végétations du conduit auditif, diminuèrent après leur ablation; l'écoulement se tarit graduellement et tout phénomène nerveux cessa. Le malade, examiné un mois après, ne présentait plus aucun accident; mais l'ouïe du côté droit était à peu près abolie.

Dans les réflexions dont il fait précéder son observation, Hillairet prétend que les cas de Ménière ne sont pas tous probants; surtout ceux où il y a attaque apoplectiforme pourraient s'expliquer par un petit foyer hémorrhagique limité, une congestion localisée un peu forte, ou une simple suffusion sanguine dans les points où naît le nerf auditif. Mais chez son malade, il n'hésite pas à placer le point de départ des phénomènes nerveux qu'il a observés dans les canaux semi-circulaires.

Un peu plus tard, Trousseau ayant eu l'occasion d'observer un cas de ce genre, en fit le sujet d'une leçon dans sa *Clinique médicale* (1). Il y expose d'une façon complète les symptômes de cette affection, insiste particulièrement sur le vertige, rappelle les expériences qui autorisent à placer le siége de la lésion dans les canaux semi-circulaires, et cherche même à donner l'interprétation des phénomènes nerveux. Puis, considérant le *vertigo ab aure læsâ* comme nettement établi, il donne les moyens de le différencier des divers états vertigineux, et principalement du vertige stomacal.

Le travail le plus sérieux paru ensuite sur cette question est un mémoire de Knapp, inséré en 1871 dans les archives d'ophtalmologie et d'otologie de Knapp et Moos (2). L'auteur y a rassemblé la plupart des éléments

(1) *Clinique médicale*, t. III. *Vertigo ab aure læsâ.*
(2) Archiv. für Augen-und obrenheilkunde Knapp und Moos, II, Band, 1 abtheilung, p. 268.

publiés sur la matière jusqu'à ce jour et apporté à la science de nouvelles observations.

On peut également consulter dans la même publication un mémoire de Brunner (1), où l'on trouve une analyse critique du vertige auriculaire au point de vue clinique et physiologique.

S. Duplay, en 1872, dans le *Traité de pathologie externe* de Follin et Duplay (2), fait entrer pour la première fois la *maladie de Ménière* dans le cadre nosologique.

Vient ensuite une remarquable leçon (3) faite par M. le professeur Charcot, à l'hospice de la Salpêtrière. En présence d'un cas offrant des phénomènes d'une intensité et d'une persistance rares, M. Charcot expose la gravité exceptionnelle, et non encore signalée, que peut acquérir la maladie de Ménière. Il insiste sur une forme particulière du vertige, mouvements subjectifs de culbute en avant ou en arrière ; et termine en établissant, sur des caractères précis, les signes qui permettront de différencier une affection dont la nature est journellement méconnue.

Enfin, dernièrement, Swanzy présente, à la Société de chirurgie d'Irlande, un mémoire sur certains cas de vertige aural.

Et M. Bonnenfant prend pour sujet de sa thèse inaugurale : De la séméiologie du vertige dans les maladies de l'oreille.

(1) Même publication, p. 63.
(2) Tome IV, p. 172.
(3) *Progrès médical*, janvier 1874, n. 4 et 5.

ANATOMIE PATHOLOGIQUE.

Le siége assigné à la lésion est le labyrinthe et spécialement les canaux semi-circulaires.

Nous avons dit sur quelles données se fondait Ménière pour localiser ainsi l'affection. Il est assez remarquable qu'ayant pu réunir quatre cas suivis d'examens nécroscopiques, nous ayons toujours trouvé signalée une lésion soit du labyrinthe entier, soit des canaux semi-circulaires.

Quant aux caractères de l'altération, ils sont de nature congestive, inflammatoire ou traumatique. Les lésions signalées jusqu'à ce jour ont consisté en exsudat inflammatoire, épanchements sanguin ou purulent, avec tuméfaction, ramollissement et destruction des portions membraneuses du labyrinthe.

On trouve dans le mémoire d'Hillairet une phrase qui ferait supposer que la maladie de Ménière peut correspondre à une lésion organique. « On rencontre dans la science, est-il dit, des cas de vertige épileptiforme déterminés par une altération plus ou moins profonde de l'oreille interne, telle que carie, *tubercules*, etc. » Dans l'impossibilité de retrouver ces faits avancés par Brown-Sequard, nous nous contentons de les soumettre à l'attention.

Nous devons maintenant faire observer que si, dans deux des cas dont nous rapportons l'examen nécroscopique, il a été trouvé des complications méningitiques, les symptômes labyrinthiques ont été nettement différenciés pendant la vie de ceux qu'avait provoqués plus tard la lésion intra-crânienne.

La première observation suivie d'autopsie est de Ménière (1).

(1) *Gazette médicale de Paris*, 1861.

« Les canaux semi-circulaires étaient remplis d'une matière rouge, plastique, sorte d'exsudation sanguine, dont on apercevait à peine quelques traces dans le vestibule et qui n'existait pas dans le limaçon. »

Observation. — Une jeune fille ayant voyagé la nuit, en hiver, sur l'impériale d'une diligence lorsqu'elle était à une époque cataméniale, éprouva, par suite d'un froid considérable, une surdité complète et subite. Reçue dans le service de Chomel, elle nous présenta comme symptômes principaux des vertiges continuels, le moindre effort pour se mouvoir produisait des vomissements, et la mort survint le 5e jour.

La nécropsie démontra que le cerveau, le cervelet et le cordon rachidien étaient absolument exempts de toute altération, mais comme la malade était devenue tout-à-fait sourde après avoir toujours parfaitement entendu, j'enlevai les temporaux afin de rechercher avec soin quelle pouvait être la cause de cette surdité complète survenue si rapidement. Je trouvai pour toute lésion les canaux demi-circulaires remplis d'une matière rouge, plastique, sorte d'exsudation sanguine dont on apercevait à peine quelques traces dans le vestibule, et qui n'existait pas dans le limaçon. Les recherches les plus attentives ont permis d'établir, avec toute la précision désirable, que les canaux semi-circulaires étaient les seules parties du labyrinthe qui offrissent un état anormal, et celui-ci consistait, comme je l'ai dit, dans la présence d'une lymphe plastique rougeâtre, remplaçant le liquide de Cotugno.

La seconde observation est fournie par Politzer (1) ; il y est question d'une lésion traumatique.

« Le labyrinthe droit était rempli de sang coagulé et peu altéré ; ses parties membraneuses étaient tuméfiées et ramollies. Le labyrinthe gauche était plein de pus sanguinolent ; ses parties molles étaient détruites par la suppuration. »

(1) Politzer. Læsion des labyrinths. Arch. f. Ohrenh. II, pp. 88-99, 1865.

Observation. — Un homme de 40 ans, bien portant, qui avait toujours eu une ouïe excellente, fut un jour pris de défaillance, et tomba à la renverse sur le sol gelé de sa cour. Il resta sans connaissance plusieurs heures; lorsqu'il revint à lui, il était complétement *sourd*, incapable de parler, et avait des douleurs violentes à la partie postérieure de la tête. Peu après, il vomit plusieurs fois; le jour suivant, la parole revint, mais il eut des *bourdonnements* violents dans les deux oreilles et du *vertige*, ce qui le força à rester plusieurs semaines au lit. Ensuite, il put se lever, mais la démarche était chancelante. Quoique l'état général s'améliorât, la surdité et les bourdonnements d'oreilles persistèrent. Six semaines après la chute, il fut observé par Politzer, qui constata la surdité, mais ne trouva rien d'anormal dans les oreilles externes et moyennes. Au commencement de la septième semaine, survinrent les symptômes d'une méningite aiguë qui amena la mort en trois jours.

L'autopsie montra à la base de l'occipital une fissure qui s'étendait à travers les deux rochers jusqu'à la paroi interne de la caisse du tympan; cette paroi n'était pas entamée. Le labyrinthe droit était rempli de sang coagulé et peu altéré; ses parties membraneuses étaient tuméfiées et ramollies. Le labyrinthe gauche était plein de pus sanguinolent; ses parties molles étaient détruites par une suppuration s'étendant à travers la fissure jusque dans la cavité crânienne. La mort avait été amenée par une méningite purulente de la base.

La troisième observation est rapportée par Voltolini (1); il s'agit encore d'une lésion traumatique.

« Les canaux semi-circulaires du côté gauche étaient remplis de sang. »

Observation. — Un soldat reçut un morceau de bois à la tempe gauche, et tomba immédiatement sans connaissance sur le sol; au bout de quelques minutes il revint à lui, mais il était chancelant et fut emporté dans son lit. Il eut des vomis-

(1) Voltolini. Monatsschr f. Ohrenh. 1869, p. 109.

sements, se plaignait de douleurs de tête, de *vertiges* et était devenu complétement *sourd*.

Il n'y avait ni écoulement de sang par les oreilles, ni paralysie. Deux jours plus tard, il fut pris d'un délire qui persista jusqu'à la mort survenue le onzième jour après l'accident. Deux jours avant de succomber il avait eu du trismus.

L'autopsie fait constater un diastasis des temporaux, de l'occipital et du sphénoïde, avec de la méningite purulente. Chaque pyramide est traversée par une fissure qui paraît se continuer avec celle du côté opposé sans cependant intéresser la base du crâne; ces fissures traversent la fenêtre ronde et les limaçons, en suivant la base du conduit auditif interne. La caisse du tympan gauche et les canaux semi-circulaires du même côté étaient remplis de sang. On ne trouve pas de sang dans les parties correspondantes du côté droit.

La quatrième observation est due à Jos. Gruber (1).

Il y avait « une hypérémie considérable du labyrinthe membraneux qui paraissait très-épaissi ; le liquide du labyrinthe était abondant et sanguinolent. »

Observation. — J'ai eu quatre fois occasion d'observer des soldats syphilitiques qui, après un refroidissement, devinrent subitement sourds. Ils eurent des accès de vertige, en guérirent, mais restèrent sourds en dépit de tous les traitements employés. L'un d'eux mourut du typhus, peu après le début de son affection d'oreille.

A l'autopsie, on constata une hypérémie considérable de la muqueuse de la caisse du tympan et du labyrinthe membraneux qui paraissait très-épaissi; le liquide du labyrinthe était abondant et sanguinolent.

On peut rapprocher de ces faits l'autopsie d'un coq faite par Signol et Vulpian, et dont l'observation fut communiquée à la Société de biologie, en 1861 (2).

(1) Jos. Gruber. Lehrbuch der Ohrenheilkunde, Wien, 1870, p. 617.
(2) Comptes-rendus des séances de la Société de biologie 1861. Paris, 1862, p. 135.

Observation. — Etourdi par un violent coup de bec reçu sur la tête, un coq avait présenté des phénomènes de vertige tels que chute de la tête en avant, rotation sur lui-même de gauche à droite, lorsqu'il voulait marcher. Il mourut six semaines après le début de ces accidents, et l'on put constater une nécrose d'une grande portion du temporal droit; toute la partie de cet os où siégent les canaux semi-circulaires, était isolée par une membrane de nouvelle formation, et il fut impossible de retrouver trace des canaux semi-circulaires du côté droit.

ÉTIOLOGIE.

La maladie de Ménière peut être Primitive, Secondaire ou Traumatique.

1° *Primitive*, elle frappe subitement des gens en parfait état de santé, et n'ayant jamais éprouvé le moindre trouble du côté des oreilles. Souvent elle se développe en dehors de toute cause appréciable; ni l'âge, ni le sexe, quoique Ménière ait noté l'influence cataméniale, ne semblent y prédisposer. Dans un certain nombre de cas cependant, elle paraît reconnaître pour cause un refroidissement brusque, une température froide et humide. L'exposition à un soleil ardent a pu, dans un cas rapporté par Brunner, exercer une influence manifeste.

2° *Secondaire*, elle naît consécutivement à des altérations de voisinage, ou apparaît dans le cours d'une affection générale.

Les altérations de voisinage qui, par propagation, y donnent le plus souvent lieu, sont les inflammations simples ou purulentes de la caisse, le catarrhe chronique des trompes, l'otite sclérémateuse avec ankylose des osselets (Swanzy); viennent ensuite les ostéites, les caries des portions osseuses qui environnent les canaux semi-circulaires.

Tout le monde sait que des corps étrangers, des polypes du conduit auditif, etc., sont quelquefois le point de départ de troubles vertigineux disparaissant le plus souvent avec la cause qui leur a donné naissance. Il ne nous paraît pas impossible que ces corps puissent, dans certains cas, apporter des troubles dans l'oreille interne capables de déterminer une légère exsudation séro-sanguine, c'est-à-dire une lésion labyrinthique, et qu'on se trouve alors en présence d'une véritable maladie de Ménière, s'accusant par la persistance des symptômes et surtout celle de la surdité.

Les affections générales dans lesquelles on croit l'avoir rencontrée sont la syphilis, le rhumatisme, l'état puerpéral, les fièvres graves, les exanthèmes, mais comme tous ces cas, enregistrés par Knapp, manquent d'une certaine clarté et ne sont pas tous probants, nous nous contentons d'appeler l'attention sur ce sujet. Nous ferons cependant une réserve à l'égard de la syphilis, dont l'influence paraît mieux démontrée par les observations de Jos. Gruber.

3° *Traumatique*, elle est déterminée par une chute ou le choc d'un corps pesant sur la tête. Dans ces cas, l'épanchement intra-labyrinthique se produit par contrecoup, ou bien consécutivement à une fracture du rocher intéressant le labyrinthe. Knapp pense avec raison qu'il doit se faire une inflammation des parties membraneuses autour du foyer hémorrhagique.

Nous rapporterons plus loin un cas de maladie de Ménière consécutive à un traumatisme, et observée par nous dans le service de M. Cruveilhier, à l'hôpital Saint-Louis.

SYMPTOMES.

Si l'on veut avoir un aperçu complet des symptômes qu'a décrits Ménière, il est facile de supposer un individu frappé d'une attaque dans des conditions telles qu'aucun des phénomènes ne ferait défaut.

Cet individu est pris tout-à-coup de vertige, chancelle et tombe privé de connaissance; il est en résolution complète. La connaissance revient rapidement ; le malade se plaint de céphalalgie, d'obscurcissement de la vue, et de mouvements illusoires dont seraient animés lui et les objets environnants ; il ne peut conserver l'équilibre qu'en prenant un point d'appui, et exécute des mouvements involontaires qui l'entraînent dans un sens déterminé. La face est pâle; le front baigné de sueur ; la peau froide ; bientôt surviennent des nausées et des vomissements. Le patient ne peut apporter un peu de calme à ses tourments qu'en conservant la position horizontale et l'immobilité la plus absolue. Pendant ce temps, il accuse de grands bruits dans l'une ou l'autre oreille, et ne tarde pas à s'apercevoir que l'ouïe est compromise de ce côté.

Tous ces phénomènes ont lieu sans fièvre.

Après avoir duré un temps variable, ces symptômes alarmants se dissipent; le sujet, à part une surdité persistante, goûte une santé parfaite jusqu'au jour où il est pris d'une nouvelle attaque, qui coïncide avec une aggravation de la dysécée.

Ces symptômes sont loin d'avoir la même valeur et la

même fréquence. Il est donc important de les analyser et d'en tracer le caractère.

Le vertige constitue un des principaux symptômes de l'affection. Il ne diffère guère des autres vertiges que par son intensité. Dans cet état, le patient voit ce qui l'entoure animé de mouvements illusoires. Les objets ainsi que le sol sur lequel il s'appuie semblent osciller ou bien être emportés dans un mouvement confus, soit de rotation, soit d'élévation et d'abaissement alternatifs.

Le malade lui-même croit participer au même ébranlement : quelquefois c'est une oscillation simple ou bien un balancement qu'il compare à celui qu'on éprouve sur le pont d'un navire ; le plus souvent c'est un mouvement giratoire, dans lequel le corps semble entraîné autour d'un axe vertical de droite à gauche ou vice versâ. M. Charcot insiste beaucoup sur les mouvements subjectifs autour d'un axe transversal (mouvements de culbute en avant ou en arrière). Dans le cas d'entraînement en avant, les malades dépeignent leur sensation en rappelant celle que donne la station sur le bord d'un précipice. Le sentiment d'élévation et d'abaissement du corps (mouvement de tremplin), celui d'entraînement latéral, et principalement du côté de l'oreille malade, ont été également signalés.

Cet état vertigineux se traduit chez les malades par la plus grande anxiété, et l'on peut voir les malheureux se cramponner au lit sur lequel ils reposent pour éviter une chute dont ils se croient constamment menacés.

Avec le vertige marchent de pair les *troubles de l'équilibre* ; ils sont également constants. Le malade ne peut conserver son aplomb ; il chancelle et n'a plus la faculté de se diriger en ligne droite. Le plus souvent il ne parvient à se tenir debout qu'en prenant un point d'appui, et la chute survient si celui-ci fait défaut. La chute est quelquefois si inopinée qu'on peut observer des traumatismes comme il en arrive fréquemment chez les épileptiques. M. Charcot rapporte le cas d'une malade qui, dans un accès, se fractura, en tombant, les os du nez.

Parfois aussi il existe un balancement horizontal ou vertical de la tête que le patient ne peut calmer qu'en prenant sa tête à deux mains, ou en lui donnant un point d'appui.

Dans quelques cas rares, l'équilibre est plus gravement troublé et, chose remarquable, le malade est animé de mouvements réels involontaires qui l'entraînent dans tel ou tel sens. C'est ordinairement un mouvement giratoire autour d'un axe vertical; et si l'on a cherché à établir une règle sur le sens dans lequel se faisait la rotation, c'est-à-dire du côté sain, vers l'oreille malade, les faits observés sont à cet égard très-contradictoires. Il est à noter que dans le repos horizontal les deux moitiés du corps exécutent librement tous les actes volontaires.

Nous signalerons à titre de curiosité un cas qui nous a été communiqué par un de nos amis ; il s'agit d'un cocher sujet à ces accidents. Lorsqu'un accès le surprenait sur le siége de sa voiture, il imprimait alors à son cheval ce mouvement de rotation.

Quant au mouvement de propulsion en avant, le malade observé par Itard nous en offre un exemple remarquable.

L'*état syncopal* s'observe presque toujours, mais à des degrés différents. Dans certains cas, il y a éclipse subite de l'intelligence, du sentiment et du mouvement. C'est ainsi qu'a débuté l'attaque chez quatre des malades observés par Ménière. Quelquefois il y a simplement une sorte de saisissement, un temps d'arrêt dans les fonctions intellectuelles.

Mais ces phénomènes sont de courte durée ; le malade recouvre rapidement toute l'intégrité de ses facultés mentales et peut rendre compte de toutes ses sensations.

Le plus souvent cet état consiste en une faiblesse musculaire, un affaissement général de tout le corps. Le visage pâlit ; la peau est froide ; le front se couvre de sueur; en même temps surviennent des *troubles de la vue*. Les objets sont aperçus par le malade à travers un voile grisâtre ; ou bien des bluettes, des mouches de feu illuminent l'obscurité dans laquelle il se trouve. Il est bientôt tourmenté par des *nausées*.

Les *vomissements* manquent rarement. Ils consistent dans le rejet de matières alimentaires glaireuses ou bilieuses, et sont quelquefois très-abondants. Plus ou moins fréquents, ils se répètent, dans certains cas, pendant toute la durée de l'attaque et coïncident avec les crises, dont ils semblent être le dernier terme. La station debout, le moindre effort pour se mouvoir amenant une recrudescence du vertige suffit pour les produire.

La *céphalalgie* est un phénomène accessoire. La tête est lourde, disent les malades, et quelquefois au moment des accès il leur semble qu'elle est étreinte dans un cercle de fer. Dans d'autres cas, la céphalalgie est caractérisée par un endolorissement, une sensation de battements occupant la région occipito-mastoïdienne du côté de l'oreille affectée.

Les *bourdonnements* constituent, par leur intensité, un symptôme très-important. Ils apparaissent généralement avec l'attaque; quelquefois ils la précèdent et en annoncent le retour. Ils sont continus ou intermittents. Lorsqu'ils durent pendant l'intervalle des attaques, ils persistent sous une forme atténuée, pour acquérir une acuité extrême au moment des accès, ou par un redoublement d'intensité en marquer le début.

Leur caractère est variable : les malades les comparent au roulement d'une voiture, au murmure d'un ruisseau, à des sifflements de chemin de fer, au bruit de la mer, d'une cascade, d'une chaudière à vapeur, d'un sac rempli de noix, à l'explosion de pétards.

Ils ne se manifestent que dans l'oreille frappée de surdité, et dans le cas où les deux oreilles sont atteintes, ils sont plus marqués du côté où la surdité est le plus prononcée.

La *surdité* est un symptôme fondamental. Elle n'intéresse le plus souvent qu'une seule oreille; quelquefois elle existe des deux côtés. Lorsque les deux oreilles sont affectées, elles le sont à des degrés différents.

La surdité peut être subitement complète, ainsi que l'ont observé Ménière et Delastanche (1).

Généralement l'ouïe, une première fois compromise, reçoit une atteinte nouvelle à chaque attaque et va s'affaiblissant progressivement.

Tous les degrés de dysécée sont observés : quelquefois l'abolition du sens est absolue et les malades ne peuvent percevoir les bruits les plus intenses, ni le tic tac de la montre appliquée sur les os du crâne.

Il est un fait digne d'intérêt, c'est la *surdité pour certains groupes de sons*, et en particulier pour les sons

(1) Lettres sur l'otologie. *Journal de Bruxelles*, 1862.

élevés. Knapp en a rapporté trois exemples ; chez ces trois malades les octaves supérieurs du piano n'étaient plus entendus ; chez l'un c'étaient les octaves moyens, chez l'autre les octaves inférieurs qui étaient le mieux perçus. Knapp compare cette altération auditive à la diminution du champ visuel observé dans le glaucôme.

Nous insisterons, en terminant, sur l'intégrité absolue des autres appareils.

Pour donner une symptomatologie complète, nous devons signaler un accident nerveux observé une fois par Ménière ; il s'agit d'une contracture spasmodique des muscles de la face, suivie d'une hémiplégie incomplète du côté de l'oreille lésée, phénomènes qui disparurent en quelques jours.

FORMES.

Les accidents nerveux qui constituent la maladie de Ménière atteignent, nous venons de le voir, des degrés différents dans leur manifestation. On comprend donc que l'exagération d'un de ces symptômes, l'atténuation ou l'absence même de certains autres puissent imprimer, à la maladie, un cachet particulier, et lui donner quelque ressemblance avec d'autres affections. Il devient alors avantageux, surtout au point de vue du diagnostic, de séparer nettement ces formes, en les désignant sous un titre qui rappelle le type auquel elles correspondent.

Nous admettons quatre formes principales :

1. La forme apoplectiforme, dans laquelle se rangent les cas où la maladie débutant par l'éclipse subite de l'intelligence, du sentiment et du mouvement, simule la congestion cérébrale apoplectiforme.

2. La forme épileptiforme qui correspond aux faits où l'état syncopal se traduit par un arrêt dans les fonctions intellectuelles, une véritable *absence* comparable au vertige épileptique.

3. La forme stomacale qui s'applique aux cas où les nausées et les vomissements acquièrent une fréquence et une persistance telles qu'ils offrent le plus grand rapport avec le vertige *a stomacho læso*.

4. La forme simple, où le vertige avec son escorte ordinaire devient le principal phénomène.

MARCHE — DURÉE. — TERMINAISON.

La maladie de Ménière marche par *attaques*. Chaque attaque est constituée par une série *d'accès* vertigineux que provoquent la station verticale, ou, dans le décubitus, le moindre effort pour se mouvoir.

Dans quelques cas cependant, peut-être parce qu'on n'a pas l'occasion de revoir les malades, on n'observe qu'une seule attaque, qui contraint le patient à garder le lit pendant un ou plusieurs jours ; puis les vertiges disparaissent; il y a encore, pendant quelques temps, un peu d'incertitude dans la marche, et bientôt il ne reste plus, de tous ces symptômes, qu'une surdité incurable.

Généralement une première atteinte de cette nature en appelle d'autres, marquées chacune par une aggravation de la dysécée. Leur durée peut n'être que de quelques heures, le plus souvent elle est de plusieurs jours, pendant lesquels se manifestent des crises plus ou moins rapprochées.

L'intervalle qui sépare les attaques varie entre quelques jours, plusieurs semaines, plusieurs mois, un an même. Pendant ce temps la santé générale est bonne, et les malades n'ont d'autre incommodité que leur dysécée, et souvent leurs bourdonnements.

Le retour des atteintes est soudain; d'autres fois, la réapparition ou la recrudescence des bourdonnements en sont les avant-coureurs. La cause qui les ramène ne peut souvent être appréciée, ou bien elle est trouvée dans des influences diverses, telles qu'une variation brusque de température, les fatigues d'un voyage, une lecture assidue. La gravité et la fréquence en deviennent de moins en moins grandes; et la cessation des accidents semble arriver le jour où la surdité est complète.

Nous considérons comme exceptionnel le cas observé par M. Charcot (1), dans lequel les attaques ont fait place à des accès dont la fréquence est telle qu'ils ne laissent, entre eux, aucun intervalle et deviennent quelquefois pour ainsi dire *subintrants*. La station debout est devenue tout-à-fait impossible, et la malade est condamnée à l'immobilité sur un lit, dont le moindre ébranlement est la cause de crises affreuses.

La durée totale de la maladie est variable; les dernières attaques se sont montrées à cinq jours, plusieurs semaines, un an du début des premières.

Chez la malade de M. Charcot elle dure depuis six ans.

La terminaison de cette affection est l'abolition du sens de l'ouïe, et on a quelque tendance à n'en considérer le terme comme définitif que le jour où la surdité est absolument complète.

(1) Observat. XVIII.

Quant au cas de mort rapporté par Ménière, il manque de détails suffisants et jusqu'à ce jour est resté unique.

COMPLICATION.

La seule complication que nous ayons trouvé signalée est une irido-choroïdite avec exsudation séro-albumineuse, chez un syphilitique observé par Knapp. Il supposa qu'il existait dans le labyrinthe une lésion de même nature.

DIAGNOSTIC.

Trois éléments fondamentaux constituent la maladie de Ménière : la surdité, les bourdonnements, le vertige et son cortége ; il semble donc facile, par la constatation des troubles auditifs, de la différencier des autres affections nerveuses, mais comme les accidents généraux sont les plus frappants, la lésion de l'ouïe passe souvent inaperçue, et on se croit alors en présence d'une congestion cérébrale apoplectiforme, d'un petit mal épileptique, ou du vertige stomacal.

La variété apoplectiforme est la seule qu'on puisse confondre avec la congestion cérébrale légère, ou *coup de sang*.

La perte de connaissance marque le début dans les deux cas, mais l'un est un état congestif se traduisant par la coloration et l'aspect vultueux de la face ; l'autre un état syncopal qui se reconnaît à la pâleur du visage et l'abaissement passager de la température. Dans la maladie de Ménière, ce phénomène n'est que de quelques instants ; les malades recouvrent rapidement toute l'intégrité de leurs facultés, et rendent alors compte des sensations pénibles qu'ils éprouvent : vertige, bourdonnements, surdité. Dans la congestion, au contraire, la connaissance ne revient pas aussi promptement ; les malades conservent pendant quelque temps de la torpeur intellectuelle, et s'ils ont des tintements d'oreilles, la tête lourde, s'ils vomissent même, jamais ces phénomènes ne présentent le caractère de ceux que nous avons assignés à la maladie de Ménière.

Le vertige épileptique ou petit mal, présente, avec la seconde forme que nous avons admise, la plus grande analogie. Dans les deux cas s'observent le même début brusque, le même affaissement, les mêmes troubles de la vue, le même arrêt dans les fonctions intellectuelles ; dans les deux cas il existe des bruits dans les oreilles, et les accès reviennent à des intervalles irréguliers, sous l'influence d'émotions, de fatigues, etc. Mais ce qui distingue la maladie de Ménière, c'est d'une part la présence d'une surdité persistante, marchant progressivement et s'aggravant à chaque accès ; d'autre part, le caractère des bourdonnements. Ceux-ci ne sont perçus le plus souvent que d'une seule oreille, acquièrent au moment de l'attaque une acuité extrême, et quelquefois même la précèdent et en indiquent le retour. Dans l'épilepsie, au contraire, les bruits s'entendent dans les deux oreilles, et sont caractérisés par des tintements qui ne présentent jamais l'intensité que nous venons de signaler. Jamais dans la maladie de Ménière on n'observe la moindre aura.

Le vertige stomacal, quoique pouvant offrir une grande ressemblance avec cette affection, s'en distinguera néanmoins très-facilement. En effet, il se trouve lié en dehors des accès à des troubles gastriques habituels. Ce sont, dit Trousseau, des douleurs d'estomac, surtout violentes après l'ingestion des aliments, et que la pression exercée sur le creux épigastrique réveille, en les faisant se propager jusque dans le dos ; c'est un sentiment de pesanteur, une crampe s'irradiant dans le thorax et dans l'abdomen ; ce sont des flatuosités, des éructations acides, enfin de la constipation plus souvent que de la diarrhée. Le vertige arrive quand l'estomac est à jeun, et on peut le prévenir par l'ingestion d'une petite quantité d'aliments légers. Il cède généralement à une médication tonique et réparatrice, et jamais il ne coïncide avec une atteinte portée brusquement au sens de l'ouïe.

L'hésitation sera encore moins permise, en présence de vertiges plus vulgaires, ceux de nature chloro-anémique par exemple, car le grand critérium sera encore la surdité et le caractère des bourdonnements.

Voltolini a décrit chez les enfants une maladie qu'il considère comme une inflammation de l'oreille interne, et qui présente cliniquement une grande ressemblance avec la méningite. La maladie débute brusquement ; les enfants ont de la fièvre ; la connaissance se perd aussitôt; il y a du délire, puis le coma survient. Au bout de deux, trois ou quatre jours, l'enfant revient à lui, essaie de marcher, a du vertige et chancelle. Puis ces phénomènes se dissipent et l'on constate une surdité incurable. — Quoique ces accidents présentent une certaine analogie avec la maladie de Ménière, et que les symptômes, fièvre, délire, coma, puissent s'expliquer par l'état d'excitabilité plus grande de l'enfance, les auteurs s'accordent à admettre une inflammation méningée, avec propagation à l'oreille interne. Nous nous garderons néanmoins d'être affirmatif, pensant qu'il est important d'appeler l'attention sur ce sujet.

Les cas de maladie de Ménière par traumatisme demandent à être différenciés de la commotion cérébrale à forme légère. Le premier temps est surtout le même dans les deux cas. Au moment de l'accident, le malade a des éblouissements, des tintements d'oreille, il éprouve de la défaillance, les jambes fléchissent, la face pâlit et la connaissance l'abandonne pendant quelques instants. Il revient à lui, mais aussitôt la scène change : la commotion ne laisse plus après elle qu'un peu de lourdeur de tête, du malaise et un certain degré de fatigue, tandis que dans la maladie de Ménière commencent immédiatement les accès vertigineux liés aux troubles auditifs.

La maladie de Ménière ne doit pas non plus être confondue avec le vertige auriculaire simple, qu'on observe à la suite de corps étrangers, de polypes, de bouchons de cérumen occupant le conduit auditif, ou qui survient à la suite d'une injection froide dans l'oreille, un cathétérisme de la trompe, etc. Dans ces cas on verra disparaître tous les accidents après l'ablation de la cause, sans qu'il reste trace de surdité.

Il ne peut exister de difficulté que pour les vertiges qui se manifestent dans le courant d'une otile moyenne. Est-on alors en présence d'un vertige auriculaire simple, ou d'une lésion labyrinthique secondaire? Le degré et la persistance de la dysécée donneront la solution du problème. Ajoutons que, dans ce cas, il est bien rare qu'il ne reste pas un certain degré de surdité trahissant une lésion au moins légère de l'oreille interne.

Il est inutile de rappeler que l'exploration de l'acuité auditive se fait à l'aide de la montre ou du diapason appliqué sur les os du crâne, sur le front ou entre les dents.

PRONOSTIC

La maladie de Ménière est grave au point de vue de la fonction auditive. En effet, la surdité est toujours irrémédiable, et si elle n'est pas complète après une première attaque, elle va, dans la plupart des cas, s'aggravant en dépit de tous les traitements. L'amélioration qu'on a obtenue quelquefois a toujours été très-légère.

Les accidents nerveux ne sont pas moins redoutables : ils entraînent, pendant quelques temps après eux, de l'incertitude dans la marche ; et il existe chez les individus une appréhension cruelle des attaques auxquelles les exposent les moindres fatigues, les moindres travaux. Il est inutile d'insister sur la gravité que peuvent acquérir, dans certains cas, ces accidents, et dont la malade observée par M. Charcot nous offre un triste exemple.

Les bourdonnements eux-mêmes causent souvent au patient, par leur continuité et leur persistance, d'indicibles tourments.

Ajoutons que la surdité et la menace des accès amènent quelquefois des changements considérables dans la vie des individus, qui sont obligés d'abandonner leur carrière ou de renoncer aux plaisirs qu'ils se donnaient autrefois.

TRAITEMENT

Le traitement ne peut être que palliatif. On se rendra

facilement compte de l'inefficacité de la médication employée contre la surdité, si l'on songe que les organes si délicats de l'ouïe sont toujours en grande partie détruits par la lésion.

On a tour-à-tour employé en vain les antiphlogistiques locaux et généraux ; les dérivatifs drastiques ; les toniques ; les altérants, tels que le mercure, l'iode, l'iodure de potassium ; les sudorifiques ; les antispasmodiques ; le bromure de potassium ; les antipériodiques même, le sulfate de quinine. On a cherché à agir plus directement sur l'oreille interne : des injections de lait tiède, faites par la trompe d'Eustache dans la caisse, ont été essayées pour agir en guise de cataplasmes sur l'oreille interne (Saissy). Des injections et des fumigations à l'acide acétique étendu d'eau, à l'éther, ont été également employées sans succès. L'électricité, entre les mains de Knapp, n'a donné aucun résultat.

Néanmoins, s'il est un traitement qui nous semble rationnel, c'est le suivant : des antiphlogistiques locaux, tels que sangsues aux apophyses mastoïdes seront employés au début ; on agira en même temps sur le tube intestinal à l'aide du calomel à doses fractionnées, et on terminera la médication par des révulsifs appliqués aux apophyses mastoïdes, tels que des vésicatoires, des pointes de feu, comme le conseille M. Charcot, ou au besoin un séton derrière l'oreille.

Contre l'intensité des phénomènes nerveux, peut-être trouvera-t-on un palliatif dans le bromure de potassium ou le chloral.

Nous signalerons, à cause de son originalité, la réflexion émise par Knapp : « Si l'on était plus sûr, dit-il, du rôle que joue dans le développement de ces phénomènes la pression intra-auriculaire, on pourrait peut-être trouver le moyen de pénétrer dans la cavité labyrinthique pour donner issue à une portion de la périlymphe. »

D'un autre côté, M. Charcot, faisant remarquer que la cessation des accidents nerveux semble n'arriver que le jour où la surdité est absolue, s'est aussi demandé s'il n'y aurait pas lieu de chercher, par une intervention quelconque, à hâter ce dénouement, au moins dans les cas graves.

CONSIDÉRATIONS PHYSIOLOGIQUES.

Dans cet article, nous nous proposons de donner les résultats des expériences physiologiques, sur lesquels on se fonde avec Ménière pour placer dans l'oreille interne, à l'exclusion de toute lésion cérébrale, le principe des accidents nerveux précédemment décrits. Nous les ferons suivre de quelques faits cliniques expérimentaux, qui établissent la liaison du vertige à de certains troubles auriculaires. Et nous terminerons en rappelant l'interprétation qu'ont donnée de ces phénomènes les différents auteurs.

Flourens (1) montra le premier, en 1824, qu'une lésion artificielle des organes internes de l'ouïe chez les animaux donne lieu, en dehors de toute lésion cérébrale et cérébelleuse, à des troubles d'équilibre. Ses expériences sont résumées en ces termes :

1. La section du canal horizontal des deux côtés est constamment suivie d'un violent mouvement horizontal de la tête ; et le corps tout entier exécute des mouve-

(1) Loc. cit.

ments rotatoires tantôt de droite à gauche, tantôt de gauche à droite.

2. La section d'un canal vertical soit supérieur, soit inférieur des deux côtés, est suivi d'un violent mouvement vertical de la tête.

3. La section des canaux horizontaux et verticaux tout à la fois est suivie d'un mouvement horizontal et vertical tout ensemble.

C'est dans les canaux membraneux enveloppés par les canaux osseux, c'est-à-dire dans les véritables canaux semi-circulaires et dans leurs *expansions nerveuses*, que réside le principe de cet effet.

Dans ses expériences, il s'est toujours convaincu de l'intégrité complète et absolue du cervelet, du cerveau, et de la moelle allongée.

Brown-Sequard (1), en 1853, trouva que :

1. Chez les batraciens, la plus légère blessure du nerf auditif suffit pour produire les phénomènes suivants :

1° Du tournoiement ; 2° un état particulier du membre antérieur du côté opposé à celui du nerf lésé ; ce membre est presque constamment tenu dans l'extension par suite de la contracture de certains muscles et de la paralysie de quelques autres ; 3° un degré notable d'hyperesthésie de la peau.

La section des canaux semi-circulaires chez les batraciens ne présente aucun des phénomènes précédents, excepté dans les cas où l'opération s'accompagne de quelque lésion du nerf auditif. Ce nerf est chez les batraciens presque aussi sensible que le nerf trijumeau.

(1) Exp. Researches New-York, 1853, p. 18, et *Gazette hebdomadaire*, 1861, p. 56.

2. Chez les mammifères, la piqûre ou la section du nerf auditif dans le crâne est suivie immédiatement du même mouvement de rotation qui suit la piqûre du pédoncule cérébelleux moyen. La sensibilité surtout dans les membres du côté correspondant au nerf lésé s'augmente notablement.

Sur ceux qui ont survécu, il a constaté l'existence d'une légère paralysie du côté correspondant à la lésion, et la persistance du mouvement rotatoire sous l'influence d'excitations même légères.

Vulpian (1), reprenant les expériences de Flourens, obtint les mêmes résultats.

La section du canal vertical inférieur amena, comme l'avait constaté Flourens, outre les mouvements verticaux, un renversement de la tête en arrière, et une tendance à culbuter dans ce sens ; la section du canal vertical supérieur de chaque côté, la tendance à culbuter en avant ; la section combinée, les mouvements les plus désordonnés.

Czermak (2) reproduisit les mêmes phénomènes pour la section des canaux semi-circulaires chez les pigeons, et constata en plus des vomissements.

A l'appui de ces résultats viennent certains faits expérimentaux ou cliniques qui montrent d'une façon péremptoire la production d'accidents nerveux liés à des troubles auriculaires.

Smidekam (3), exerçant sur ses deux tympans une pression au moyen d'une colonne d'eau contenue dans un tube de caoutchouc et dont la hauteur variait de

(1) Leçon sur la physiologie générale et comparée du système nerveux. Paris, 1860, p. 600.
(2) Comptes-rendus de l'Académie des Sciences, 1860, p. 821.
(3) Cité par Brunner.

50 centimètres à 1 mètre 17 centimètres, ressentit une douleur intense dans les oreilles ; puis il fut pris de vertige et d'état syncopal allant presque jusqu'à la perte de connaissance. Il fut forcé de se mettre au lit et eut des nausées et des vomissements. L'eau était froide ; en répétant l'expérience avec de l'eau à 25 degrés Réaumur, et sous la même pression, cet accès désagréable ne se reproduisait pas. Il en concluait que la pression intra-auriculaire n'était pour rien dans la production de ces symptômes, qu'il expliquait par une action réflexe ayant son point de départ dans les nerfs auriculaires.

On pourrait aussi bien penser que l'eau froide avait déterminé une forte hyperémie de l'oreille interne.

Le même observateur a également pu éprouver, en faisant arriver directement le son intense d'une sirène dans son oreille, une légère sensation de vertige avec nausées, bourdonnements et sifflements d'oreille, et un sentiment de plénitude dans la tête.

Brunner a observé un malade affecté de catarrhe chronique de la caisse, qui, soumis depuis longtemps aux douches d'air sans accident, fut un jour, pendant une opération de cette nature, atteint brusquement de vertige, sans le moindre état syncopal, mais avec hémiplégie gauche complète, qui disparut au bout d'un quart d'heure, sans la moindre douleur, ni surdité.

Le vertige à la suite d'irrigation froide dans le conduit auditif externe est observé journellement par les médecins qui s'occupent de maladies d'oreilles. On sait que le choc seul d'un stylet sur la membrane du tympan suffit, dans quelques cas, pour le produire. Personne n'ignore — ce sont des faits acquis depuis longtemp — que des corps étrangers, des polypes, des bouchons de cérumen occupant le conduit auditif externe, peuvent donner lieu à des symptômes épileptiformes.

Le vertige se produit également lorsqu'on fait passer un courant galvanique par les oreilles.

Que ces troubles soient rapportés, comme ils le sont généralement, à un excès de pression intra-labyrinthique, à une simple action réflexe des nerfs sensitifs, ou à une légère hyperémie de l'oreille interne, il n'en est pas moins évident que les altérations de l'oreille peuvent être le point de départ de symptômes nerveux, et qu'il n'est pas possible d'attribuer à une lésion de l'encéphale des phénomènes dont la durée est aussi éphémère.

Voyons maintenant comment a été interprétée la cause première de ces différents accidents : *vertige, perversion de l'équilibre, état syncopal, nausées, vomissements, céphalalgie, troubles de la vue.*

Flourens assimilait les résultats donnés par la section des canaux semi-circulaires à ceux que donne celle des pédoncules du cervelet.

La section du canal horizontal détermine la rotation, comme la produit celle du pédoncule cérébelleux moyen ou des fibres transversales de la protubérance.

L'entraînement en avant provoqué par la section du canal vertical supérieur, et l'entraînement en arrière dû à la section du canal vertical inférieur sont assimilables aux deux mouvements inverses que déterminent, d'une part, la section des pédoncules cérébelleux supérieurs ou des pédoncules cérébraux, d'autre part celle des pédoncules cérébelleux inférieurs.

Puis il admettait que le nerf auditif est un nerf complexe, constitué par le nerf du limaçon et les nerfs des canaux semi-circulaires. Le nerf des canaux semi-circulaires naissait par trois racines : la première du pont de varole, la seconde des pédoncules cérébraux, et la troisième des corps restiformes. A son entrée dans les canaux semi-circulaires, il se divisait en trois branches, une pour chaque canal, de sorte que la section de l'une d'elles amenait les phénomènes produits par la lésion du point de l'encéphale auquel elle correspondait.

Brown-Sequard s'exprime d'une autre façon : « Des convulsions, du vertige, des mouvements rotatoires ont été observés dans des cas où l'encéphale a été trouvé tellement sain que les symptômes n'ont pu être considérés que comme des phénomènes sympathiques ou réflexes, excités par la lésion du nerf auditif. Me fondant sur ces faits pathologiques, sur les résultats de mes expériences, sur les effets d'une injection froide dans l'oreille, et sur l'influence d'un bruit soudain sur toutes les personnes faibles ou nerveuses ayant perdu leur contrôle sur la tendance aux mouvements réflexes, j'ai conclu que le nerf auditif a la puissance de produire par *action réflexe* des convulsions, du vertige, et d'autres symptômes de troubles de fonctions de l'encéphale. »

Vulpian admet que les phénomènes produits par la section des canaux semi-circulaires résultent d'un vertige auditif retentissant sur tout l'organisme.

Il dit, en outre, que Brown-Sequard donne certainement l'explication la plus probable de l'influence exercée par les lésions de l'oreille interne sur les fonctions encéphaliques. En effet, suivant toute vraisemblance, ces lésions agissent à distance sur l'encéphale, soit en déterminant une modification de la circulation des centres nerveux, c'est-à-dire par une action transmise aux vaisseaux, soit par quelque mécanisme moins appréciable, mais ayant positivement pour résultat une perturbation de l'innervation centrale.

Trousseau donne l'interprétation suivante : Etant admis que l'irritation du nerf auditif, de même que celle du nerf optique et de tout nerf sensitif, peut produire, par action réflexe, des convulsions, des vertiges et d'autres symptômes de troubles des fonctions de l'encéphale; comme l'action réflexe peut porter aussi bien sur le système nerveux vaso-moteur que sur le système nerveux sensitif ou moteur, il est permis de supposer que, dans les cas de lésions des canaux semi-circulaires, l'action réflexe agit sur le système vasculaire du cerveau, de façon à produire une anémie cérébrale, et partant plusieurs des symptômes de cette anémie, c'est-à-dire, vertiges et nausées avec sentiment de défaillance. Ainsi se trouveraient expliqués la perte de connaissance, l'état syncopal, la céphalalgie.

Goltz (1) a une théorie des plus originales pour expliquer les troubles de l'équilibre :

Si le nerf auditif et sa terminaison dans le labyrinthe ne servaient qu'au sens de l'ouïe, on ne pourrait expliquer ces troubles de la motilité. Il arrive donc à conclure que les deux faisceaux du nerf auditif ont des fonctions différentes. Le faisceau du limaçon est le nerf du sens de l'ouïe ; les canaux semi-circulaires seraient l'organe de l'équilibre de la tête, et par conséquent de tout le corps. Les terminaisons des nerfs dans les ampoules et les canaux sont influencées par la pression comme les nerfs du tact ; le liquide des canaux semi-circulaires ou endo-

(1) Pfluger's *Arch.*, t. III, p. 172, cité par Knapp.

lymphe exerce, d'après les lois de la pesanteur, la pression la plus considérable sur les parties les plus déclives; la pression exercée par ce liquide varie avec les mouvements de la tête, de façon que toute position de la tête correspond à une excitation locale particulière de ces nerfs. La sensation de cette excitation nerveuse spéciale constitue le sens de l'équilibre qui sert de régulateur aux mouvements. Lorsqu'une partie des canaux semi-circulaires est lésée, le cerveau reçoit des données inexactes sur la position de la tête et n'est, par conséquent, pas capable de diriger exactement les mouvements du corps. C'est là qu'est la cause du vertige et des troubles de la motilité. Lorsque la lésion des canaux n'existe que d'un côté, les symptômes sont passagers. Ils persistent au contraire lorsqu'elle existe des deux côtés. Comparant le sens des canaux semi-circulaires à celui des yeux, un seul suffit bientôt à la fonction. Il ajoute que les mouvements du corps ne sont que secondaires et dépendent essentiellement de la position et des mouvements de la tête.

Knapp attribue le vertige à une augmentation de pression intra-auriculaire s'exerçant sur le labyrinthe.

D'après lui, l'état syncopal, la pâleur, les sueurs sont des phénomènes réflexes, et résultent de l'irritation du nerf auditif réagissant sur le sympathique. La perte de connaissance peut être considérée comme une dépendance de l'état syncopal. Les vomissements sont probablement un phénomène réflexe, dû à l'action du nerf auditif sur le pneumogastrique. Il pense que des troubles d'équilibre légers doivent être rapportés à l'état syncopal et au vertige et non pas directement à l'affection labyrinthique.

Mais lorsque ces troubles persistent au delà de l'attaque, liés aux bourdonnements et à la surdité, ils ne font que confirmer l'affection labyrinthique, et permettent de la localiser aux canaux semi-circulaires. La céphalalgie doit provenir d'une simple irradiation de l'irritation qui existe dans les nerfs sensitifs de l'appareil auditif. Il voit là une certaine analogie avec les cas de maladies des yeux (iritis, glaucôme), où il y a des douleurs de tête si violentes que l'affection primitive est souvent négligée pour le symptôme concommittant. Quant aux bluettes devant les yeux, Knapp les fait dépendre de l'anémie de la rétine due à l'état syncopal.

Enfin Brunner dit qu'il n'est pas bien avéré que tous les vertiges auriculaires viennent du nerf auditif. Dans l'expérience de Smidekam, la pression a été incapable de produire le vertige ; celui-ci peut s'expliquer dans ce cas par l'irritation des nerfs sensitifs, ou bien encore par une hypérémie rapide de l'oreille interne due à la température froide de l'eau. Il ne peut regarder le vertige auditif comme un vertige sensitif analogue au vertige de la vue. Il ne lui paraît pas être produit par l'intermédiaire d'illusions, mais par une simple action réflexe du nerf auditif sur les centres de coordination et d'équilibration.

Nous passons enfin à l'interprétation de symptômes dont la nature est mieux établie.

Les *bourdonnements* sont des sensations subjectives de l'ouïe, résultant dans ce cas de l'excitation des extrémités terminales du nerf auditif.

On sait du reste qu'ils sont produits par une foule de causes, telles que les corps étrangers du conduit auditif, les obstructions de la trompe, les tumeurs ou épanchements de la caisse, agissant soit par excès de pression intra-labyrinthique, soit par état congestif de l'oreille interne. La suppression de la cause suffit alors pour les faire disparaître.

La *surdité* est liée à la lésion des organes délicats qui constituent le labyrinthe membraneux.

Et si l'on peut attribuer les différents degrés de la dysécée à la lésion plus ou moins profonde de ces organes, il n'est pas sans intérêt de rapprocher de ces faits le résultat des expériences de Flourens : La destruction de l'expansion nerveuse contenue dans le vestibule, et qui du vestibule se rend dans les canaux semi-circulaires, ne détruit ce sens qu'en partie. La destruction complète et de cette expansion et de l'expansion nerveuse du limaçon le détruit complétement.

Quant à la surdité pour certains groupes de sons, dont Knapp a rapporté trois observations dans des cas de maladie de Ménière, Helmholtz (1) en donne l'explication suivante : Les fibres nerveuses qui se répandent dans le vestibule et dans les ampoules ont pour fonction de percevoir les *bruits ;* les fibres de Corti, au contraire, qui se trouvent dans le limaçon, perçoivent les sons musicaux.

La perception des différents sons se ferait dans des fibres nerveuses différentes ; la qualité de chaque son, c'est-à-dire sa hauteur et son timbre, dépendrait aussi des différentes fibres nerveuses sur lesquelles porterait l'excitation.

Dans ces cas de dysécée pour les sons hauts, nous pouvons admettre que les fibres de Corti qui correspondent à ces sons ne fonctionnent pas, et que, lorsqu'ils

(1) *Etude sur la percussion des sons.* Braunschweig, 1863, p. 219,— cité par de Trœltsch.

s'entendent faux, il y a un manque d'accord de certaines fibres par pression ou tuméfaction.

Nous donnons maintenant le corollaire indispensable de notre travail en reproduisant le détail des faits si consciencieusement observés par Ménière.

Nous sommes convaincu qu'on lira ensuite avec le plus grand intérêt un certain nombre d'observations que nous devons à l'obligeance de M. le professeur Charcot et de notre distingué ami le docteur Debove.

Notre contingent personnel sera représenté par deux observations : dans l'une, la maladie a reconnu pour cause un traumatisme; dans l'autre, elle s'est manifestée avec les phénomènes de la congestion cérébrale apoplectiforme.

OBSERVATION I. — P. Ménière. — (*Gazette médicale de Paris*, 9 février 1861).

M. X..., docteur en médecine, âgé de 47 ans, a éprouvé depuis une quinzaine d'années des bruits de nature variable dans les oreilles, et surtout dans la gauche qui s'est perdue peu à peu en dépit des traitements les plus énergiques. L'oreille droite s'est affaiblie de la même manière, sans que ni l'une ni l'autre aient jamais été le siége d'aucun accident inflammatoire, pas même de lésion catarrhale des trompes et des caisses ; l'air a toujours pénétré librement dans l'oreille moyenne.

Il s'est manifesté un grand nombre de fois des symptômes de congestion sanguine dans les oreilles, mais extérieurement celles-ci devenaient rouges, chaudes ; le malade remédiait à cela par des moyens simples, et depuis 1854, il avait renoncé à tout traitement, espérant que la surdité resterait stationnaire.

Depuis trois ans environ, le mal n'avait fait aucun progrès ; le 26 décembre dernier, après une journée passée en plein air, M. X..., occupé à lire, fut pris tout à coup d'éternuments violents, puis ayant voulu se lever, il s'aperçut que sa démarche était chancelante, qu'il ne pouvait librement se diriger en ligne droite. Trois heures plus tard, les mêmes symptômes persistaient, bien que le malade eût pris un pédiluve fortement sinapisé. Il fit un léger repas, se coucha, espérant que le sommeil mettrait fin à cet accident qui l'inquiétait.

Réveillé à deux heures du matin, il constata que la marche était plus difficile encore que la veille ; il y avait dans la région occipito-mastoïdienne gauche un sentiment de pesanteur, de compression, et le malade tournait involontairement sur lui-même de droite à gauche ; il y avait menace de chute, comme si le côté gauche du corps n'obéissait plus à la volonté, tandis que dans le lit les deux moitiés du corps exécutaient librement tous les actes volontaires.

L'intelligence était intacte ; le malade put écrire aussitôt à un de ses confrères pour réclamer son assistance ; celui-ci vint aussitôt et au moment où il se disposait à pratiquer une saignée du bras, le malade fut pris de nausées, il vomit et les vomissements se répétèrent très-souvent pendant la journée suivante, l'estomac ne pouvant absolument rien supporter.

Les 28, 29 et jours suivants, sous l'influence de la saignée, de ventouses scarifiées et d'un purgatif, le trouble des mouvements s'est progressivement dissipé, et le 2 janvier le malade put sortir en gardant encore un peu d'incertitude dans la marche. Aujourd'hui la santé générale est parfaite, mais l'ouïe s'affaiblit graduellement.

Le médecin, qui a observé exactement sur lui-même la succession des phénomènes relatés ici, a cru à une congestion cérébrale, et deux de ses confrères, qui l'ont vu pendant la maladie, ont pensé comme lui que la congestion avait son siége dans le cervelet, mais il leur semble aujourd'hui bien plus probable que les accidents dépendent d'une lésion de l'oreille interne, et nous sommes pleinement de cet avis.

Complément de cette observation donné par le malade. — P. Ménière. — (*Gazette médicale de Paris*, 13 avril 1861).

« 42 jours se sont écoulés depuis l'apparition de mes premiers accidents cérébraux, lorsque le 6 février, m'étant levé en bon état, bien que la tête fût un peu lourde, j'allai voir un malade, mon voisin, et pendant que je renouvelais un appareil à fracture, je me sentis pris de vertiges, mais je pus cependant achever le pansement. J'allais tomber, on me donna un siége, j'éprouvai des bâillements, puis un malaise indicible que le grand air ne dissipa pas. Je vomis un peu de café, et après une heure de malaise extrême, je regagnai mon logis avec bien de la peine, appuyé sur une canne et sur un bras vigoureux. Je marchais tout de travers et de plus j'avais au visage des mouvements convulsifs; le côté gauche offrait des contorsions bizarres, et bientôt il resta paralysé, mais incomplétement; cet accident a duré plusieurs jours. Le pouls n'était ni plein ni fréquent, la figure n'était pas colorée. Il y eut des vertiges et des vomissements pendant deux jours, et puis tous les accidents disparurent, mais il fut constaté que l'audition était encore plus faible qu'avant cette crise. »

Cette fois on s'est abstenu avec soin d'émissions sanguines, on s'est borné à prendre quelques petites doses d'aloès et de calomel pour agir sur le bas-ventre, et la santé s'est promptement rétablie.

OBSERVATION II. — P. Ménière. — (*Gazette médicale de Paris*, 9 février 1861).

M. X..., docteur en médecine, âgé de 45 ans, petit, maigre, brun, de constitution nerveuse, tempérament bilieux des Méridionaux, éprouva en 1858 des accès de fièvre intermittente assez graves pour exiger l'emploi du sulfate de quinine à hautes doses. La fièvre céda, mais il resta dans les oreilles des bourdonnements qui finirent par prendre assez d'intensité pour attirer l'attention du malade. Il s'en était d'autant moins occupé au début que, déjà à plusieurs reprises, dans des circonstances analogues, les bruits s'étaient promptement dissipés.

Cette fois, il n'en devait pas être de même, les bruits persistaient et bientôt on put constater que l'audition s'était affaiblie. Il survint quelques altérations de la peau des méats externes, du prurit, un petit suintement, mais bientôt le malade éprouva des vertiges survenant tout à coup et suivis de vomissements.

Ces sortes d'accidents cérébraux se renouvelèrent assez souvent sous l'influence d'un voyage, d'une variation brusque de température; les vertiges avec nausées et vomissements s'accompagnaient de faiblesse musculaire, d'affaissement général, et pendant les mois de janvier et février 1859, le malade fut contraint de garder le lit; les vertiges cessèrent pendant le mois de mars jusqu'au 25 août, puis ils reparurent et avec une telle force, que plusieurs fois le docteur X... tomba subitement au milieu de la rue en allant faire sa visite à l'hôpital.

La surdité augmentait rapidement, et cependant, à l'exception d'un léger suintement muqueux dans les oreilles, celles-ci étaient saines, et il suffisait d'un léger effort d'expiration, le nez et la bouche fermés, pour introduire de l'air dans les caisses.

On déploya contre ces symptômes prétendus cérébraux toutes les ressources de la thérapeutique la plus active, mais sans succès, et l'ouïe est presque perdue aujourd'hui. La santé générale est excellente, les fonctions cérébrales sont régulières et tout prouve que la cause des phénomènes observés se trouve dans l'appareil auditif interne.

Observation III. — (P. Ménière. — *Gazette médicale de Paris*, 13 avril 1861.)

Un manufacturier de X..., jeune encore, grand, robuste, de santé irréprochable, était occupé à donner des ordres à un de ses employés. Il était debout dans son cabinet, le bras tendu, lorsque tout à coup l'employé le voit s'affaisser, tomber sur le parquet et rester abattu, immobile, comme s'il avait été frappé de la foudre. On relève le malade, dont tous les membres sont dans un état complet de résolution. La face est pâle, baignée de sueur; bientôt des nausées se manifestent, puis des vomissements; la connaissance, un instant éclipsée, reparaît; le malade dit que tout tourne autour de lui, que ce mouvement lui donne mal au cœur; il accuse en même temps un grand bruit dans les oreilles, et ces organes, qui jusque là avaient été excellents, ne tardent pas à être accusés de surdité par le malade lui-même, ainsi que par son entourage.

OBSERVATION IV.

Un accident de cette nature survenu chez un homme d'une constitution extrêmement robuste, fut attribué aussitôt à une congestion cérébrale, et traité en conséquence, c'est-à-dire énergiquement, si bien même que la convalescence fut assez longue.

Plusieurs fois depuis, des troubles analogues se sont renouvelés, mais moins violemment, et l'on s'est contenté de moyens moins héroïques; on a donné des dérivatifs résineux ou salins, on a placé un cautère; le régime alimentaire a été sévèrement restreint, et chaque crise a paru moins violente; chaque fois la santé générale a été plus promptement rétablie.

Nous avons examiné avec la plus grande attention les deux oreilles; il nous a été impossible de constater la plus légère trace de lésion matérielle. Les trompes ont été trouvées perméables à l'air; les caisses sont libres, en un mot, l'organe est sain. Et cependant la surdité est très-évidente; ma montre n'est entendue qu'à un ou deux centimètres du pavillon; il y a des bruits continus dans les deux oreilles, le malade sent qu'il ne conserve pas facilement l'aplomb. Il ne peut se tourner brusquement sans éprouver un peu de vertige. Il s'est soumis à un régime sévère, il surveille avec une attention vigilante les fonctions digestives, et surtout celles du bas-ventre, il constate que son ouïe s'affaiblit rapidement. Notons qu'il n'y a rien d'héréditaire dans la famille, et que jamais ses oreilles n'ont été le siége d'aucun accident inflammatoire.

OBSERVATION V. — (P. Ménière. — *Gazette-médicale*, 13 avril 1861.

Un négociant de Paris, âgé de 40 ans, petit, très-robuste, grosse tête et large poitrine, muscles puissants sans emploi, toujours assis à son bureau et ne sortant guère qu'en voiture, éprouva, au mois de décembre dernier, tout à coup, sans cause connue et au milieu d'une santé parfaite, l'accident que voici :

Il était bien étendu dans un fauteuil, se chauffant les pieds, et s'apprêtait à rouler une cigarette, lorsque sa femme le vit se pencher en avant, tomber sur le bras gauche du fauteuil, sans dire un mot, sans pousser un soupir.

Relevé à l'instant, on constate que le visage est pâle, baigné de sueur, et si l'on abandonne la tête, elle s'incline sur le côté gauche et reprend sa position penchée. Bientôt, il survient des nausées, puis des vomissements; on croit que c'est une attaque d'apoplexie, et le malade est porté sur son lit dans un état complet de résolution. La connaissance est revenue, mais le malaise est très-grand; tout semble tourner dans la chambre, le malade dit qu'il a le mal de mer, il s'accroche à son lit comme s'il craignait d'être renversé, et les vomissements continuent.

Inutile de dire qu'on eut recours à d'abondantes évacuations sanguines, à des purgatifs résineux, à un régime sévère. Peu à peu le calme se rétablit, et la station debout fut possible, mais avec un léger sentiment d'incertitude dans la marche.

Cependant les oreilles étaient devenues le siége de bruits violents et continus; l'ouïe s'était bientôt affaiblie, et ce sens, qui jusque là avait été très-bon, fit défaut quand la conversation se faisait à voix basse. M. X... ne put plus aller au spectacle comme autrefois, et sa vie privée et publique subit un changement considérable.

(Observation VI. — (P. Ménière. — *Gazette médicale*, 13 avril 1861.)

Tout récemment, M. le docteur Laboulbène, agrégé de la Faculté, nous appelle en consultation, M. le professeur Trousseau et moi, pour voir un malade venant du Midi. Ce monsieur, encore jeune, petit, brun et très-nerveux, avait ressenti à plusieurs reprises des attaques subites de vertiges avec nausées et vomissements. Les médecins, témoins de ces accidents, les avaient considérés comme dépendant d'une congestion cérébrale, et les avaient combattus par des saignées, des sangsues, des purgatifs, mais la répétition des mêmes symptômes avait rendu le diagnostic douteux, et comme le malade constatait que l'audition, bonne jusque là, s'affaiblissait, que les oreilles étaient pleines de bruit, que la démarche était chancelante, il vint à Paris et nous fûmes à même de constater l'intégrité parfaite de toutes les parties accessibles de l'appareil auditif.

Le malade, fort bien portant, du reste, éprouvait tout à coup comme un temps d'arrêt dans l'action cérébrale. Marchant sur le boulevard, il se sentait défaillir, tout tournait autour de lui, des nausées survenaient, la face était pâle, la sueur perlait sur son front, il fallait s'appuyer contre un mur, un arbre, afin de prévenir une chute imminente, et ces troubles fonctionnels ne duraient que quelques minutes.

Nous avons dû rechercher avec soin toutes les circonstances qui pouvaient éclairer le diagnostic de cette maladie, il nous a été impossible d'arriver à quelque chose de satisfaisant; et comme l'affaiblissement de l'ouïe est la seule conséquence appréciable de cet acte cérébral, nous avons dû en conclure que l'altération qui se révèle par ces symptômes occupe l'appareil auditif interne.

Observation VII. — (P. Ménière. — *Gazette médicale*, 15 juin 1861, communiquée par un confrère).

Il y a quinze ans environ, mon beau-père M. éprouvait fréquemment des vertiges, et tombait subitement sans connaissance avec perte de la sensibilité et du mouvement. Quelques minutes après, tout rentrait dans l'ordre, et le malade pouvait reprendre ses habitudes ordinaires. Il faut noter toutefois que des bruits anormaux existaient constamment dans les oreilles et que l'audition s'affaiblissait peu à peu, jusqu'à empêcher le patient de prendre part à une conversation à voix même assez élevée.

Un traitement approprié fut institué par des docteurs du Mans; mais les symptômes de congestion cérébrale apoplectiforme persistèrent pendant plus d'une année, et alors la surdité était devenue complète.

L'examen attentif de l'oreille extrême et des trompes ne fit reconnaître aucune lésion appréciable, et l'on fut obligé de conclure que la surdité dépendait d'une maladie de l'oreille interne.

Aujourd'hui mon beau-père se porte à merveille, et tous les symptômes observés précédemment ont cessé de se reproduire.

Observation VIII. — (P. Ménière. — *Gazette médicale de Paris*, 15 juin 1861.)

Une personne, d'une imagination vive, d'un esprit éminemment artistique, sans cesse occupée de peinture et de musique, possédait deux oreilles excellentes, lorsque le 7 mars dernier, après un dîner fort ordinaire, elle se trouva gênée par la température un peu élevée de l'appartement où se tenait la famille. Elle sentit tout à coup, ce sont ses propres expressions, un coup de sang dans l'oreille gauche. Elle fut prise en même temps d'un état syncopal, mais sans nausées; elle se retira dans sa chambre, se mit au lit, éprouvant des bruits tout à fait nouveaux pour elle, qui occupaient cette oreille et ressemblaient au roulement d'une voiture. Il y avait en même temps de légers vertiges. La nuit fut mauvaise, mais sans accidents bien marqués, tandis que la suivante offrit une série de phénomènes beaucoup plus graves. Il y eut des vomissements survenant tout à coup fort abondants, bilieux, après lesquels la malade ne se sentait pas soulagée. Ces vomissements se répétèrent un grand nombre de fois, et aucun des moyens usités en pareil cas ne parvint à les arrêter.

La malade ne pouvait s'asseoir sur son lit, il lui semblait être sur le pont d'un vaisseau roulant au gré d'une mer agitée; le bruit de l'oreille gauche ne cessait pas, et ce fut au milieu de ces troubles si graves qu'elle s'aperçut du défaut d'action de cet organe. Dans son angoisse, couchée sur le côté droit, la parole des assistants ne lui arrivait plus, tandis qu'elle l'entendait très-bien lorsqu'elle changeait de position.

Peu à peu les accidents diminuèrent; mais deux mois après cette attaque si violente, la marche est encore incertaine, la malade ne se sent pas d'aplomb, elle craint de tomber lorsqu'elle se tourne un peu brusquement; elle n'ose lever la tête ni la baisser tout à coup, car ces mouvements occasionnent des vertiges plus forts et produisent une menace de syncope accompagnée de nausées.

Cet état général est très-pénible, il préoccupe vivement la malade, l'attriste profondément. J'ai pu examiner avec soin l'appareil auditif des deux côtés; j'ai constaté son état normal, j'ai pratiqué le cathétérisme des trompes : elles sont libres et les caisses aussi; en un mot, il est impossible de trouver la moindre différence entre chacun de ces organes, et cependant l'oreille droite entend à merveille, tandis que la gauche reste absolument inerte en présence des ébranlements sonores les plus vifs.

Bien que notre pronostic fût fâcheux et malheureusement appuyé sur de nombreux faits analogues dans lesquels tout traitement a échoué, nous avons eu recours dans cette circonstance aux divers moyens d'excitation employés en pareil cas. Les courants électro-magnétiques n'ont pas mieux réussi que les vésicatoires sur la région mastoïdienne; les mouches de Milan pas mieux que les frictions rubéfiantes; nous avons insufflé des vapeurs d'éther sulfurique dans la caisse; mais rien n'y a fait, et la sensibilité ne s'est pas réveillée. Nous savons trop combien, en pareil cas, la thérapeutique est sans efficacité. Il y a dans ces sortes de maladies une atteinte profonde portée à la sensibilité spéciale des nerfs auditifs, et jusqu'ici, du moins, rien ne nous autorise à penser que la science possède un moyen d'y remédier.

Observation IX. (P. Ménière. — *Gazette médicale de Paris,* 15 juin 1861.)

Nous avons vu tout récemment un riche fermier du département de la Charente. Il a 32 ans, il est doué d'une constitution herculéenne, il n'a jamais été malade, et les plus rudes travaux de la campagne ne sont qu'un jeu pour lui. Vers l'âge de 20 ans, au milieu de la plus florissante santé et des habitudes régulières d'une vie toute patriarcale, il fut pris tout à coup d'une sorte de légère attaque de vertige, avec impossibilité de distinguer les objets environnants. Les visages de ses parents lui semblaient recouverts d'un voile grisâtre. Cela durait quelques minutes; il y avait une légère angoisse précordiale, des nausées, le front se recouvrait d'une sueur froide, et si ce jeune homme se trouvait debout lors de la manifestation de ces symptômes, il était forcé de s'asseoir, n'importe où et comment, et même il se laissait tomber à terre, perdant, pour quelques minutes, le sentiment de son être. On m'a assuré que jamais, en pareil cas, il n'avait eu de mouvements irréguliers des bras, des mains; la figure prenait une expression d'abattement, mais sans agitation ni grimace. Il n'y a jamais eu de vomissements.

Ce trouble singulier que rien ne motivait en apparence et qui disparaissait promptement sans laisser de traces, s'est renouvelé plus de vingt fois dans un an, et depuis il n'a jamais reparu. Le jeune homme n'y pensait plus, mais on remarqua bientôt que son ouïe était affaiblie, surtout à gauche, et des expériences faites à l'aide de moyens bien simples prouvèrent que l'oreille gauche n'entendait plus. La droite suffisait aux besoins ordinaires de la vie de famille, et pendant plusieurs années le jeune homme n'était gêné dans ses rapports avec le monde que quand on lui parlait à voix basse du côté gauche; mais peu à peu la bonne oreille s'est affaiblie, sans qu'elle ait jamais été le siége d'aucun accident de nature inflammatoire, et c'est pour chercher un remède à la fâcheuse infirmité qui commence qu'il est venu à Paris, et s'est adressé à nous.

Il a été facile de constater l'absence complète de toute lésion matérielle appréciable des parties accessibles de l'appareil auditif. Ce jeune homme conserve une santé parfaite; il travaille beaucoup et ne redoute aucune fatigue. On peut encore lui parler à droite, mais de près et en prononçant bien les mots; son oreille gauche ne perçoit plus aucun son.

Le père et la mère de ce jeune et robuste agriculteur entendent parfaitement bien; mais ils ont une fille de 24 ans qui, sans avoir éprouvé les petites attaques syncopales de son frère, devient sourde peu à peu, sans que les oreilles aient offert aucune trace de maladie.

Observation X. — (P. Ménière. — *Gaz. méd. de Paris*, 15 juin 1861).

Un cocher de bonne maison, Charles F., âgé de 38 ans, petit, brun, maigre, de constitution éminemment nerveuse, vivant sobrement et de bonne santé habituelle, ressentit, dans la journée du 27 février dernier, quelques troubles de la vision. Il lui semblait que les objets se voilaient de blanc et oscillaient comme si la voiture était en mouvement. Il se couche, et bientôt il éprouve des vertiges, mais sans accompagnement de bruit. Il dort mal, et le lendemain au lever, il ne peut plus se tenir debout. Il lui fallut se recoucher ; il n'avait pas de nausées, pas de mal de tête ; mais dès qu'il essayait de s'asseoir sur son lit, tout tournait autour de lui, et il devait s'étendre à plat. Cependant il se sentait de l'appétit et put manger comme de coutume. Un médecin fut appelé, fit une saignée du bras, et les jours suivants, le mal persistant, il fit appliquer des sangsues derrière les oreilles, mit un vésicatoire à la nuque, mais sans succès.

Les vertiges continuèrent pendant deux mois ; toutes les tentatives pour reprendre la station verticale eurent le même résultat, sans que la santé générale fût altérée le moins du monde. Mais il était survenu des bruits dans l'oreille gauche dès le début de la maladie, et cet organe, qui avait toujours été excellent, devenait de plus en plus sourd. Dès le quinzième jour de cet état bizarre, le malade avait constaté qu'il n'entendait plus les battements de sa montre, tandis que l'oreille droite conservait sa sensibilité ordinaire.

Tout cela s'était passé dans son pays, près de Paris, et inquiet des suites, il est revenu ici pour chercher du secours. Il peut marcher, mais il a perdu le sentiment de l'aplomb, surtout à gauche ; il craint de monter sur le siége de sa voiture, il ne se sent pas libre de ses mouvements comme autrefois et se défie de son coup d'œil.

J'ai examiné l'appareil auditif ; il ne m'a offert aucune trace de lésion appréciable ; les trompes et les caisses sont également libres des deux côtés ; en un mot, l'oreille gauche est perdue, parce que la portion labyrinthique de l'organe est profondément lésée. La santé générale est excellente, et le temps seul remédiera à cette maladie si grave.

Observation XI. — (P. Ménière. Mémoire lu à l'Académie de Médecine, séance du 8 janvier 1861.)

Un médecin qui nous a fait l'honneur de nous consulter

pour une surdité de cette espèce, nous a exposé les vues d'après lesquels il s'était traité. Avant toute chose, le caractère intermittent des accès fut combattu par le sulfate de quinine, mais celui-ci donnant lieu, le plus souvent, à des bruits acoustiques avec surdité passagère, il fallut bientôt y renoncer, le remède paraissant aggraver la maladie. Admettant une dyspepsie comme point de départ des vertiges et des vomissements, notre confrère fit usage de tous les médicaments vantés en pareil cas, toniques, débilitants, ferrugineux, amers, eaux gazeuses, la glace inter et extra ; puis les topiques irritants, vésicatoires sur la région épigastrique, frictions rubéfiantes, huile de croton, pommade stibiée, le tout sans utilité. Croyant alors que l'affection était cérébrale, il s'est fait saigner souvent et copieusement ; il a mis beaucoup de sangsues aux tempes et derrière les oreilles, mais la débilité générale produite par cette spoliation parut augmenter le mal, et dès lors le médecin supposa qu'il y avait là un état cachectique, dû à quelques erreurs de jeunesse. Aussitôt l'iodure de potassium est pris régulièrement, à doses fortes, et pendant plusieurs mois, deux grammes et plus de ce sel sont absorbés chaque jour. Les accidents continuaient ; le malade voyait les bruits et la surdité s'accroître, il pensa enfin que l'altération de l'oreille devait être prise en sérieuse considération, et il eut recours à un large séton à la nuque, à de petits moxas appliqués sur les régions mastoïdiennes, mais sans succès. Il n'oublia pas les eaux sulfureuses, les bains d'étuves, il usa et abusa de tout ce qui pouvait être pris n'importe sous quelle forme, et la maladie ne céda pas même à l'électricité, pas même à l'éther instillé dans les oreilles, de sorte que le patient à bout de ressources voulut enfin recourir aux médecins qui s'occupent plus particulièrement des affections de l'appareil auditif. Il les consulta tous, se soumit patiemment à leurs prescriptions et finit par comprendre que sa surdité, ainsi que j'avais cru devoir le lui dire dès notre première entrevue, n'était pas de celles où l'art peut intervenir utilement. Il en est bien convaincu aujourd'hui et il s'y résigne, cherchant à tirer le meilleur parti possible du peu d'audition qui lui reste.

Observation XII. — Trousseau. (*Clinique médicale*, tome 3, lxvii.) — Mouvement involontaire du côté de l'oreille malade.

Une femme était affectée d'une surdité presque complète, et chaque fois que pour l'interroger on parlait un peu trop fort, sa figure exprimait une vive souffrance, et elle accusait de grandes douleurs dans la tête, des bruits insupportables dans les oreilles, en même temps qu'elle était prise de vertige, puis elle prenait sa tête entre ses deux mains comme pour se soustraire à tout bruit extérieur. Tout lui semblait tourner autour d'elle, et si, lorsqu'elle était debout, on élevait un peu trop la voix en lui parlant, elle saisissait les barreaux de son lit pour ne pas tomber à terre. Elle nous racontait que, depuis longtemps, sans cause appréciable, elle avait été prise de vertiges qui avaient augmenté de jour en jour, à ce point qu'elle ne pouvait plus aller seule dans les rues, parce que le bruit des voitures lui était insupportable et lui donnait le vertige; elle racontait de plus que souvent elle se sentait poussée de *gauche à droite*, et que sur les trottoirs, elle avait grand soin de prendre toujours la droite dans la crainte de tomber sur la chaussée. Remarquez que la surdité était surtout prononcée du côté *droit*, et que c'était aussi de ce côté que l'impression du bruit était douloureuse. Souvent la malade avait des nausées et de l'inappétence, bien qu'elle fût absolument sans fièvre et que sa langue n'indiquât aucun embarras gastrique. Il n'y avait pas d'amaigrissement notable, jamais il n'y avait eu de troubles dans les sécrétions hépatique et rénale; le flux cataménial était normal. Ces vertiges dépendaient donc d'une affection de l'appareil auditif : les bourdonnements d'oreille presque continuels, la surdité presque complète, l'exaspération des bourdonnements et de la douleur toutes les fois qu'on faisait du bruit près de la malade, témoignaient en faveur de cette opinion.

En examinant le conduit auditif externe on voyait que la membrane du tympan était déprimée vers son centre et présentait en ce point un enfoncement que Triquet attribue à la soudure des osselets de l'ouïe, mais cette dépression du tympan, qui indiquait une ancienne phlegmasie de l'oreille moyenne, n'existait que du côté droit et établissait une contiguïté douloureuse entre la membrane du tympan et la fenêtre ovale.

Chez cette malade, il n'y avait jamais eu de perte de connaissance, jamais de convulsions ni de paralysie, l'intelligence était intacte, il n'était donc guère possible de s'arrêter à l'hypothèse d'une lésion cérébrale ou cérébelleuse, la vue était bonne et jamais il n'y avait eu de strabisme. Mais, en rapprochant d'une part les expériences de MM. Flourens, Brown-Sequard et Vulpian, sur les canaux semi-circulaires, et les conclusions du Mémoire de Ménière, et d'autre part les symptômes éprouvés par notre malade, à savoir : la surdité, les bourdonnements d'oreille, la propulsion à droite et les vertiges, il était naturel de penser que les canaux semi-circulaires étaient le siége d'une altération qui rendait compte de tous les symptômes que nous avions notés. De plus, la lésion du labyrinthe, bien qu'existant des deux côtés, était plus marquée du côté droit, puisque la douleur était plus intense de ce côté, et que la propulsion avait lieu de *gauche à droite.*

Observation XIII. — Knapp. — (Archives d'otologie). — Surdité survenue subitement avec symptômes apoplectiformes.

Un jeune homme, Fisg, de Philadelphie, âgé de 19 ans, me consulta le 27 septembre 1869. Jusqu'à sa dixième année, il avait toujours été bien portant; à cette époque il eut tout à coup un matin une attaque apoplectiforme. Il devint pâle et fut pris d'un vertige si violent, qu'il ne pouvait rester debout. Il eut des vomissements et des défaillances. Ces symptômes se succédèrent dans une espace de cinq minutes, restèrent à leur apogée à peu près pendant le même temps, puis diminuèrent peu à peu, de telle façon que l'attaque ne dura pas plus d'un quart d'heure.

Il ne resta aucune trace de ces symptômes. Mais on remarqua immédiatement que l'ouïe était devenue très-dure. Pendant toute une année il jouit de la meilleure santé, mais la surdité persistait. Puis un matin, sans cause appréciable, il eut une nouvelle attaque apoplectiforme tout à fait analogue à la première, et qui dura aussi un quart d'heure, puis passa complétement, mais l'ouïe resta complétement éteinte. Il ne pouvait pas entendre les bruits les plus forts, comme par exemple, le sifflet du chemin de fer.

Il fut traité par les meilleurs médecins sans succès, et aucun d'eux ne put constater une altération apparente de l'appareil auditif. Après une année, l'ouïe était un peu revenue. Le malade entendait un fort sifflet, mais ne pouvait percevoir la voix humaine. Depuis ce temps pas de changement.

Lorsque j'examinai le patient, je trouvai que sa constitution était très-bonne. Je vis dans les conduits auditifs externes un peu de cérumen ; les membranes du tympan étaient normales, mobiles à la douche d'air et donnaient à l'auscultation le ton normal. Rien d'anormal dans la gorge, le pharynx et le nez.

Le malade ne pouvait entendre le bruit d'une montre qu'en l'appliquant sur l'oreille externe ou sur le crâne. Le diapason était entendu lorsqu'on l'appliquait sur le front ou sur les dents. Il entendait les accords des trois octaves inférieurs du piano, mais pas ceux des octaves supérieurs. Il percevait peu distinctement lorsqu'on lui parlait haut dans l'oreille, car il pouvait répéter à peu près ce qu'on lui avait dit.

Je regardai cette affection comme incurable.

Observation XIV. — (Recueillie par M. Debove sur les notes de M. Charcot).

Docteur X..., 43 ans. Son père goutteux est mort à 52 ans d'un cancer de l'intestin.

A 22 ans, il eut un chancre induré, suivit un traitement mercuriel et n'eut pas de manifestation syphilitique ultérieure.

A 24 ans, à la suite d'un voyage fait en hiver, il eut une angine aiguë ; il survint à la suite un bourdonnement de l'oreille droite qui a persisté pendant longtemps. De 28 à 38 ans, il exerça la médecine en province sans avoir jamais eu d'autre maladie que de fréquents lumbagos.

Au commencement de 1868, à l'âge de 38 ans, à la suite de nombreuses courses, il se sentit très-fatigué ; la tête était lourde, il survenait des bourdonnements d'oreilles qui disparaissaient pour revenir par accès. Un jour, à la fin de mai, se trouvant seul en voiture, il fut forcé de descendre et de se coucher le long de la route ; il ne perdit pas connaissance, mais tout tournait autour de lui ; la tête pesante semblait l'*entraîner en avant*, il avait des sifflements insupportables dans les oreilles, des nausées, il vomit une petite quantité de matières glaireuses mélangées à de la bile. Ramené chez lui, il éprouva tout le long de la route des éblouissements, des vertiges, des envies de vomir. Une fois dans son lit, il lui sembla que le lit tournait et qu'il avait au plus haut degré tous les symptômes d'un violent mal de mer (le malade a déjà eu le mal de mer) ; il n'éprouvait de soulagement qu'en restant dans le silence et l'obscurité.

A partir de cette époque, le docteur X... fut obligé de renoncer à l'exercice de la médecine, à cause de ses bourdonnements d'oreilles et de la surdité qui en résulta. La tête était toujours lourde ; il ne pouvait ni lire, ni écrire ; après dix minutes de lecture il sentait la tête devenir plus lourde, les bourdonnements augmenter, puis souvent survenaient des vertiges, des nausées. Il n'a éprouvé aucun trouble du côté des membres, ni du côté des appareils digestif, respiratoire, urinaire ; il croit seulement avoir remarqué une légère hypéresthésie de la région dorsale depuis le début de son mal.

Les traitements qu'il a subis sont nombreux et variés à l'infini. On a vu là un vertige d'estomac, de l'épilepsie, une manifestation rhumatismale, etc., etc. Aucun des traitements suivis ne l'a soulagé.

Etat actuel, juin 1873 :

Pesanteur derrière la nuque ; les bourdonnements sont permanents, il les compare au bruit de la mer. La surdité existe toujours, mais moins forte qu'autrefois. Il peut lire, mais jamais plus d'une heure ; s'il se fatigue, les bourdonnements d'oreille augmentent, deviennent plus aigus, le vertige et les nausées surviennent, il lui semble que *sa tête tombe en avant*.

L'examen le plus attentif des oreilles n'a montré qu'un peu d'épaississement des membranes du tympan, les médecins spécialistes qu'il a consultés pensent qu'il s'agit d'une lésion de l'oreille interne.

M. le professeur Charcot lui a conseillé l'application des

pointes de feu aux régions mastoïdiennes. Son état s'est amendé sous l'influence de ce traitement.

Observation XV. — (Recueillie par M. Debove, à l'hospice de la Salpêtrière.)

Hav, 62 ans, gantière, hospice de la Salpêtrière, dortoir. Son père est mort, à 71 ans, d'une maladie chronique, d'une hydropisie. Sa mère était hystérique : elle est morte, à 43 ans, d'une affection utérine.

Etant enfant, elle était très-nerveuse, impressionnable; à l'âge de 15 ans, elle a commencé à avoir des attaques de nerfs. A 18 ans, elle s'est mariée; elle a eu quatre enfants. A 33 ans, elle devint veuve. Elle avait, les années précédentes, perdu ses quatre enfants. A dater de cette époque, les attaques de nerfs, qui avaient cessé lors de son mariage, reviennent fréquentes et violentes. A 40 ans, elle est prise de contracture hystérique, fut admise à la Salpêtrière pour cette infirmité, mais en guérit deux ans après.

C'est encore vers l'âge de 40 ans qu'elle se plaignit pour la première fois d'accès de vertige avec bruit dans les oreilles. Elle reste quelquefois six mois sans accès; d'autres fois, elle en éprouve plusieurs dans la même semaine. L'accès commence par un bruit d'oreilles qu'elle compare à celui que produiraient des clous agités dans un grand sac. Ce bruit est surtout marqué pour l'oreille gauche, et c'est aussi de ce côté que la surdité est le plus prononcée. Il se produit dans les deux oreilles lorsque l'accès est violent. Bientôt elle pâlit; ses voisines lui ont dit qu'elle ressemblait alors à une morte; puis elle est prise d'une sueur glacée et vomit des matières alimentaires ou glaireuses. En même temps, elle croit voir de grosses mouches de feu, ou bien se trouve plongée dans une obscurité complète.

Pendant cette crise, elle ne peut rester debout qu'à la condition de se tenir solidement cramponnée à la barre de son lit; il lui semble qu'abandonnée à elle-même, elle tourne de droite à gauche, c'est-à-dire du côté de l'oreille qui paraît être plus malade. La céphalalgie est souvent atroce; il lui semble qu'on lui serre la tête dans un étau. Elle ne perd jamais connaissance, et peut analyser ses souffrances au moment même où les phénomènes sont portés au plus haut degré. L'accès dure généralement de une heure à deux heures; dans les intervalles, la santé est bonne; seulement, de temps à autre, la malade se plaint de quelques douleurs d'oreilles.

Observation XVI. — (Notes communiquées par M. le professeur Charcot.)

Madame Puyb, âgée d'environ 60 ans. — Il y a quinze ans, elle a consulté le docteur Ménière pour une surdité de l'oreille gauche. A cette époque, elle avait déjà des vertiges, et, sous leur influence, tombait quelquefois à la renverse. Les accès sont devenus plus fréquents depuis deux ans; ils sont caractérisés par des vertiges, de la pâleur, des nausées, des vomissements souvent bilieux; en même temps, les yeux s'injectent et larmoient. La malade est quelquefois jetée à terre, et l'année dernière, en *tombant en avant*, elle s'est fracturé les os du nez. Les bruits d'oreilles sont continuels, plus marqués à gauche; leur exacerbation annonce les accès. La malade entend alors des bruits qu'elle compare à ceux que produiraient des pétards. Pendant les accès très-violents, il y a perte de connaissance.

L'examen des oreilles, fait par M. Lœwenberg, a donné les résultats suivants :

Les trompes d'Eustache sont perméables; les tympans sont un peu troubles. Le bruit d'une montre ne peut être perçu, ni appliquée sur l'oreille, ni appliquée sur les os du crâne. — On examine la malade au piano : à droite, l'ouïe est à peu près également affaiblie pour tous les sons; il n'y a que la dernière demi-octave qui soit normalement perçue. A gauche, l'ouïe est régulière pour les sons du piano.

Observation XVII. — (Notes communiquées par M. Charcot).

Madame Pag..., 52 ans. — La maladie date de 5 ans; elle a commencé par un suintement de l'oreille droite, puis sont survenus des étourdissements qui se montrent par accès. Les vertiges sont annoncés par un bruit de clochette, qui semble se passer dans l'oreille droite. La malade tombe en avant ; il lui semble qu'elle est jetée dans un précipice. L'ouïe est surtout diminuée à droite.

L'examen des oreilles, fait par M. Lœwenberg, a donné ce qui suit : Les tympans sont normaux ; la perception des sons par les os du crâne est excellente partout.

Observation XVIII. — (Recueillie par M. Debove dans le service de M. Charcot.)

Gir..., 51 ans, brocheuse, salle Saint-Jacques, n. 22. Son père est mort phthisique, sa mère serait morte à 50 ans d'une maladie aiguë, d'une péritonite, dit-elle. Elle n'a ni frères, ni sœurs.

A 17 ans, elle eut mal à l'oreille gauche ; il s'écoulait de cette oreille du pus et du sang ; elle y ressentait des élancements douloureux qui empêchaient le sommeil. Elle consulta le docteur Ménière, qui la traita pendant dix-huit mois et lui fit des injections répétées ; il lui est arrivé fréquemment à cette époque d'être prise de vertige. L'écoulement s'arrêta ; elle resta sourde de l'oreille gauche.

Elle a toujours été nerveuse, très-impressionnable ; il lui est arrivé souvent, de 30 ans jusqu'à 40 ans passés, d'avoir de petites attaques d'hystérie caractérisées par des rires et des pleurs sans motif, une sensation de boule montant de l'épigastre à la gorge et une légère anhélation. Avec l'âge ces accès se sont éloignés ; depuis l'âge de 43 ans, ils auraient cessé ; la malade est encore aujourd'hui très-facilement impressionnable, elle a une hémianesthésie du côté droit, l'ovaire du même côté est sensible à la pression, ou du moins une pression exercée au niveau du petit bassin du côté gauche est douloureuse.

A la suite de sa maladie d'oreille, elle ne pouvait regarder couler l'eau, regarder à une fenêtre, regarder valser sans être prise de vertige, alors qu'elle n'avait rien ressenti de semblable avant sa maladie d'oreille. Elle éprouva ensuite des sensations étranges, la suivante, par exemple : Etant assise tranquillement, elle était prise tout d'un coup de bourdonnements d'oreilles ; il lui semblait que sa chaise cassait sous elle, elle poussait un cri, se levait brusquement, et tout était fini.

A l'âge de 38 ans, elle commença à éprouver des vertiges qui, au début, n'avaient pas de sens déterminé. Elle avait alors des sifflements d'oreille, des nausées ; elle ne tombait pas, car elle avait toujours le temps, dit-elle, de s'appuyer à un mur ou à un objet quelconque. Ces vertiges devinrent plus fréquents ; quand elle sortait, elle était obligée de suivre les maisons, prête à s'appuyer contre elles si cela devenait nécessaire. Il lui semblait souvent alors qu'elle tombait en avant, et chez elle, pour travailler, il lui arrivait fréquemment de se placer dans une position telle que sa tête fût renversée et ses jambes un peu élevées ; dans cette position, ses vertiges étaient moins fréquents.

Son mal empirant, à l'âge de 44 ans la marche devint impossible ; à 45 ans elle fut admise à la Salpétrière. A 46 ans elle eut une grande attaque, sans cause apparente, elle tomba sans connaissance et vomit ; elle ne peut pas nous donner de grands renseignements sur ce qui se passa alors, la perte de connaissance fut complète ; elle ne peut en déterminer la durée. Depuis cette époque ses vertiges sont plus intenses, ils sont presque continus.

J'examine et interroge la malade au mois d'août 1873, elle est alors âgée de 51 ans.

Elle entend surtout à gauche des sifflements de chemin de fer. De son lit elle entend les sifflets d'une gare de chemin de fer ; elle est incapable de distinguer ces bruits réels des bruits subjectifs. Il lui semble toujours qu'elle tombe dans le vide suivant son expression. Elle croit sentir ses jambes se soulever et sa tête s'enfoncer. D'autres fois, mais moins fréquemment, sa tête paraît attirée en avant ; en un mot, elle croit faire la culbute tantôt en avant, tantôt en arrière ; il est moins fréquent qu'elle se sente tomber sur le côté droit. Les jours où elle va le moins bien, les sifflements sont aigus, elle a des nausées, des vomissements, elle passe des journées entières cramponnée à son lit.

Quand elle va mieux, ce mieux n'est jamais suffisant pour lui permettre de poser le pied à terre. Elle ne s'est pas levée depuis six ans.

Nous avons vu précédemment que la malade avait eu de petits accès d'hystérie, elle prétend ne les avoir jamais confondus avec ses accès de vertige; ses sensations étaient fort différentes dans l'un et dans l'autre cas.

Examen des oreilles faite par M. Lœvenberg. — Les tic-tac d'une montre, à droite, entendus au contact, à gauche, pas du tout. La perception des sons par les os (appliquant la montre sur le front) est excellente à droite, un peu diminuée à gauche. Le diapason est entendu très-bien à droite, assez bien à gauche. A droite, le tympan est épaissi, recouvert par place de dépôts verdâtres, il est impossible de distinguer le manche du marteau. A gauche, il existe à peine quelques vestiges de la membrane du tympan; il y a une certaine humidité de la caisse indiquant que la sécrétion du pus a persisté. La trompe droite est perméable, la malade refuse absolument de laisser explorer la trompe gauche.

Observation XIX, personnelle. — (Recueillie dans le service de M. Cruveilhier, à l'hôpital Saint-Louis.) — Maladie de Ménière, consécutive à un traumatisme.

D., 28 ans, journalier, d'une bonne santé habituelle, n'avait jamais eu le moindre trouble du côté des oreilles. Le 24 janvier, occupé à décharger du charbon de terre, il fit un faux pas et se laissa tomber sur le sol de la hauteur d'un wagon. Il fut relevé sans connaissance, et ne resta, au dire de ses camarades, que quelques instants dans cet état. Lorsqu'il revint à lui, il éprouvait dans toute la tête une douleur violente qu'exaspérait le moindre mouvement. Il fut transporté dans une voiture, et il raconte que, pendant ce temps, il ressentait, dans l'oreille gauche, un bruit des plus pénibles, comparé par lui au bruit d'une chaudière à vapeur. Sa tête était animée d'un balancement horizontal, qu'il ne calma qu'en la prenant à deux mains et en s'accoudant sur les côtés de la voiture. Sa vue était brouillée, et tous les objets semblaient danser autour de lui; ce qui lui donnait mal au cœur. Le vertige ne l'abandonna pas dans son lit, et il eut des vomissements.

Le lendemain les bruits continuaient, dans l'oreille gauche, très-intenses et avec le même caractère; le malade s'aperçut alors qu'il était complétement sourd de ce côté. Il essaya de s'asseoir sur son lit, mais aussitôt sa tête oscilla et le vertige redoubla. Il vomit trois fois de la bile, et eut encore des nausées le troisième jour. Il garda le lit pendant huit jours dans une immobilité absolue pour se soustraire au vertige. Le huitième jour, se sentant mieux, il essaya de se lever et se rendit jusqu'à sa fenêtre, mais aussitôt les objets se brouillèrent, les passants et les voitures lui semblèrent animés de mouvements d'abaissement et d'élévation alternatifs. Il ne put regagner son lit que soutenu et en titubant, et il croyait, dans sa marche, que tout son corps était successivement élevé et abaissé du sol.

Le 3 février, il est apporté sur un brancard à l'hôpital. Il raconte avec la plus grande netteté tout ce qui lui est arrivé ; il se plaint d'une douleur occupant toute la région occipito-mastoïdienne gauche, accuse des bruits insupportables dans l'oreille de ce côté, et une surdité complète de la même oreille. En même temps, il garde la plus grande immobilité pour éviter un vertige qui se trahit, lorsqu'il remue la tête, par une sensation de balancement de cette partie du corps.

La montre, appliquée sur les os du crâne, n'est entendue en aucun point. Le pouls et la température sont normaux ; la sensibilité et la motilité ne présentent aucune altération. On essaye de le faire lever, mais il ne peut se tenir debout que secondé par un infirmier. On le décide à faire quelques pas, et il accuse alors les mouvements subjectifs d'élévation et d'abaissement du corps précédemment ressentis.

A partir de ce jour, les symptômes, vertige et bourdonnements, allèrent en diminuant, mais la surdité resta absolue. Pendant ce temps, l'examen des oreilles, fait à plusieurs reprises, n'a jamais trahi la moindre altération du conduit ni de la caisse.

Le sujet sortit le 16 mars, guéri de ces accidents nerveux, mais sans amélioration dans la surdité.

Nous avons revu le malade depuis ; il n'accuse plus aucun malaise, et l'ouïe est toujours complétement abolie.

Observation XX, personnelle. — (Recueillie à la consultation de M. E. Cruveilhier, à l'hôpital Saint-Louis.) — Surdité apparaissant avec les symptômes de la congestion cérébrale apoplectiforme.

H..., 38 ans, employé de commerce, vient consulter pour une surdité de l'oreille droite.

Il a eu, à 17 ans, une fièvre typhoïde qui n'a laissé aucune trace sur les organes des sens. Il a toujours eu l'ouïe très-saine jusqu'à il y a dix-huit mois. A cette époque, en rentrant chez lui, il fut pris subitement d'étourdissements et perdit connaissance. Il revint promptement à lui, mais on fut obligé de le monter dans sa chambre. Il ne pouvait conserver son équilibre; la vue était trouble et les objets lui paraissaient animés de mouvements alternatifs d'élévation et d'abaissement. En même temps, il accusait un grand bruit dans l'oreille droite et avait la même sensation que si elle eût été bouchée.

Dans son lit, il éprouvait le même vertige. Il lui semblait, en outre, qu'il tombait du côté de l'oreille malade. Il eut des nausées, mais ne vomit pas. La conscience de son être était parfaite et il n'accusait aucun trouble de la sensibilité et de la motilité, mais il était complétement sourd de l'oreille droite. Le lendemain, il essaya de se lever, mais ne put se tenir debout, car le vertige reprit avec toute son intensité. Il dut garder le lit pendant deux jours. Au bout de ce temps, il put, quoique conservant encore un peu d'incertitude dans la marche, reprendre son travail. Depuis, il n'a plus eu le moindre malaise, mais aujourd'hui sa surdité persiste encore. Le tic-tac de la montre appliquée sur les os du crâne n'est que très-faiblement entendu à droite; l'ouïe est très-fine à gauche.

CONCLUSIONS.

1° La maladie de Ménière est une affection caractérisée par de la surdité, des bourdonnements et des attaques de vertige ordinairement accompagnées de troubles graves de l'équilibre, d'état syncopal, de nausées et de vomissements.

2° La lésion est dans le labyrinthe ; elle est de nature congestive, inflammatoire ou traumatique.

3° La maladie de Ménière peut être primitive, secondaire ou traumatique.

4° Elle doit être différenciée du vertige auriculaire simple par la gravité de la surdité, sur laquelle a insisté Ménière et qui est l'indice de la lésion.

5° Les accidents nerveux seraient, d'après la plupart des physiologistes, des phénomènes d'action réflexe.

6° La surdité est incurable.

INDEX BIBLIOGRAPHIQUE.

PAUL MÉNIÈRE. Bulletin de l'Académie de médecine, t. XXVI, p. 241. Gazette médicale de Paris, 1861, p. 29, 55, 88, 239, 379, 597.

FLOURENS. Recherches expérimentales sur les propriétés et les fonctions du système nerveux. Paris, 1842, p. 438.

BROWN-SEQUARD. Exp. Researches, New-York, 1853, p. 18. — Course of lectures ou the physiology and pathology of the central nervous system. Philadelphia, 1860, p. 194.

VULPIAN. Leçon sur la physiologie générale et comparée du système nerveux, Paris, 1860, p. 600.

SIGNOL et VULPIAN. Comptes-rendus des séances de la Société de biologie, 1861, Paris, 1862, p. 135.

HILLAIRET. Lésions de l'oreille interne, action réflexe sur le cervelet et les pédoncules (comptes rendus et mémoires de la Société de biologie, 3e série, t. III, année 1869, Paris, 1862, p. 148.

TROUSSEAU. Clinique médicale, t. III, vertigo ab aure læsâ.

AD. POLITZER. Laesion des labyrinths. Arch. f. ohrenh, II, p. 88-99, 1865.

VOLTOLINI. Kopfverletzung; volstandige taubheit; tod; autopsie, Monatsschr. f. ohrenh, 1866, p. 109, und 110.

FR. GOLTZ. Pflüger's arch. 1870, III, p. 172.

H. KNAPP. Klinische analyse der entzündlinchen affectionen des innern ohres. (Archi fur angen-und ohrenheilkunde, 1871, II B, I A, p. 268).

BRUNNER. Uber den bei Krankheiten des Gehorogans Vorkommenden Schwindel (Gehorschwindel) Achiv. Knapp und Mors II, B, I, A, p. 63.

JOS. GRUBER. (Lehrbuch des ohrenheilkunde), Wien, 1870, p. 617, otite labyrinthique, mal. de Ménière.

S. DUPLAY. Traité de pathologie externe Follin et Duplay, t. IV, p. 170.

CHARCOT. De la maladie de Ménière (Vertigo ab aure læsâ) Progrès médical, janvier 1874, n. 4 et 5.

SWANZY. Sur certains cas de vertige aural, mémoire lu à la Société de chirurgie d'Irlande, février 1874.

BONNENFANT. Séméiologie du vertige dans les affections de l'oreille. Thèse 1874.

TABLE DES MATIÈRES.

A. PARENT, imprimeur de la Faculté de Médecine, rue Mr-le-Prince, 31.

www.ingramcontent.com/pod-product-compliance
Ingram Content Group UK Ltd.
Pitfield, Milton Keynes, MK11 3LW, UK
UKHW031943260826
14628UKWH00004B/1821

9 782019 669638